JN124363

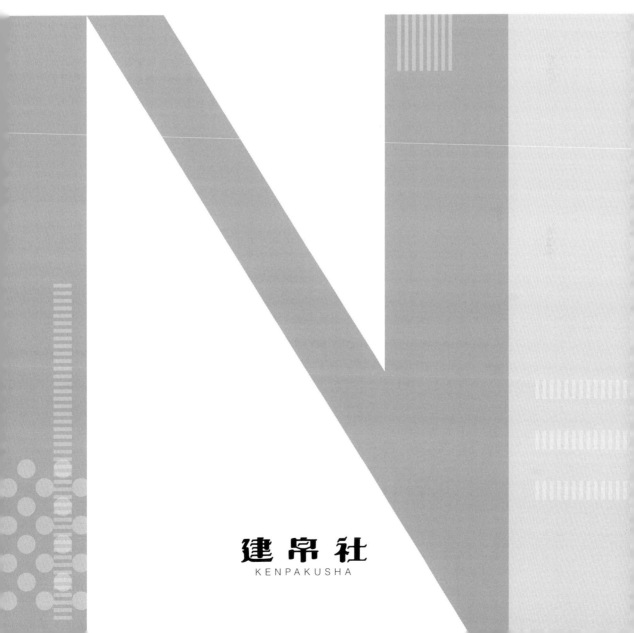

Nブックス

改訂 食品機能学〔第4版〕

編著　青柳康夫

共著　有田政信・太田英明・大野信子・薗田　勝・辻　英明

建帛社
KENPAKUSHA

　食品の役割が一次，二次，三次機能として理解されるようになり，数多くの特定保健用食品が認可され市販されている。これを受けて栄養士，管理栄養士，フードスペシャリスト等の養成を行っている食物栄養系の大学，短期大学，専門学校の教育現場でも，食品機能に対する教育を充実させてきている。

　しかしながら，この分野の発展はめざましく，広がりも大きいため，既存の教科目では充分な対応が不可能となってきているのが現状ではないだろうか。また，食品機能に関する参考書籍は高度な専門書が多く，内容も一部の領域をとり上げたものが大部分であり，食物栄養系の学生教育に用いるには難解で，不適当なものが多いように見受けられる。

　このようなことから，食物栄養系学生教育に適当な食品機能学の教科書を作ろうと考え，本書の編集にとりかかった。課題は，広範多岐にわたる食品機能を論理的に整理分類できるかということであった。食品を中心に記述する案，物質を中心に記述する案，対象となる疾病を中心とする案などが議論されたが，最終的に，機能の根底となる作用を中心に論理的に階層を構築するという方法を選択した。

　このような意図で編纂された本書であるが，充分に整理された項目立てとなっているかどうか，いささか自信のない部分もないとはいえない。少なからず難解となってしまった点があるなど，反省を要する部分もある。ただ，これまで系統的な分類によらず記述されてきた食品機能について，大雑把ながら道筋を付けられたのではないかと自負している。

　本書が食品学，栄養学を学ぶ学生諸氏に少しでも役に立つならば，編者としてこれ以上の喜びはない。

　本書はまだ誕生したての，発展途上にも至らないものである。誤りや不明なところなど，読者諸氏のご意見やご指摘により成長させていただきたく，お願い申し上げます。

　2003 年 3 月

　　　　　　　　　　　　　　　著者を代表して　青柳　康夫

　食物栄養系学生のための食品機能の教科書として，本書が上梓されて早くも5年が経過した。食品機能を，その根底となる作用により分類整理するという試みは，不完全なものであると自覚しているが，幸運にも多くの読者諸氏に支持され現在に至っている。この間，食品機能に関する研究はますます発展を続け，特定保健用食品の認可件数も増加の一途をたどっている。そのため，初版でとり上げていない機能に基づく特定保健用食品も多く現れ，改訂の必要があると判断した次第である。

　今回の改訂で留意したことは，最近の学問的発展をできるだけ反映したものとすることと，特定保健用食品として認可されたものについては，網羅して解説することであった。この点より，初版では「消化吸収促進作用」としていた第3章の標題を「消化吸収促進と代謝改善機能」と改め，新たにミネラル代謝の改善に寄与する機能を記述した。また，第6章は「酵素阻害機能」としていたものを「酵素阻害，酵素活性化機能」と改め，記述の遺漏を少なくすることに留意したつもりである。そのほかにも，第4章では多くのプロバイオティクス乳酸菌が特定保健用食品としての認可されていることに鑑み，その記述を追加し，第5章ではコレステロールの吸収と代謝についての記述を充実させることとした。

　しかしながら，高度に発達した食品機能学の全容を平易に記述することは非常に困難であるとともに，その機能が学問的にじゅうぶん解明されたものであるか否かを見極めることも，また困難である。編者，著者一同知恵を絞ったつもりでいるが，今回の改訂においても，些末なものをとり上げ，重要な機能を見逃している虞は禁じ得ない。読者諸氏の指摘を待つのみである。

　2008年3月

著者を代表して　青柳　康夫

「食品表示法」の施行（2015年4月）に伴い，2016年に「第3版」を上梓してから5年が経過した。その間の制度改正等を見直すとともに，巻末の資料も最新のものとし，「第4版」とした。

　2021年9月

第 1 章

食品機能学とは

1. 食品とは

1.1 食品とは

　生物は，生命を維持し正常な日常生活を営み，その種を保存・繁殖していくために，外界から種々の物質を体内にとり込んでいる。生物が生命・生活活動のために外界からとり入れることが必要な物質を栄養素といい，生命・生活活動に利用することを栄養と称している。「食品とは，栄養素を1種類以上含み，有毒・有害なものを含まない安全なものであり，摂取するのに好ましい嗜好特性をもち，人の恒常性に寄与する生理的成分を含む天然物質およびその加工品を総称したもの」である。なお，この食品を配合，調理して食しやすくしたものを食物と定義している。また，食料とは食物の原材料，すなわち食品と同義語であるが，食用に供するものである。「食品衛生法」では，すべての飲食物を食品と定義しているが，食料についても同様である。また，食糧は，米，麦，だいず，などの基幹重要農産原材料となるものである。

1.2 食品の特性

　食品の特性には，栄養性，安全性，嗜好性，生理機能性などがあげられる。食品の基本的特性および二次的特性を図1-1に要約した。栄養性とは，外界から摂取しなければならない，タンパク質，脂質，炭水化物，ミネラル，ビタミンのような栄養素であり，人の生命と健康を維持する作用をもつ。安全性とは，ふぐ毒，きのこ毒などの天然の有毒物，農薬，重金属，不法添加物，環境ホルモンなどの有害物質を含まず，腐敗・変敗していない安全なものでなければならないことを意味しており，食品としての必須の前提条件のことである。嗜好性とは，視覚，嗅覚，味覚，触覚などの感覚を通じて，食欲を促す作用をもつことである。すなわち，食品は直接食用されるか，あるいは調理・加工されてから食用されるが，色，香り，味，外観，歯ざわりなどの化学的・物理学的特性を人の嗜好に合わせることはこの嗜好性を高めることになる。生理機能性とは，人体の恒常性を維持し，体調などのリズム，生体防御などに寄与する生体調節にかかわる機能である。

　また，二次的特性としては，流通過程における品質の安定性，豊かな食生活に貢献する簡便性，文化性，経済性などの付加特性があげられる。

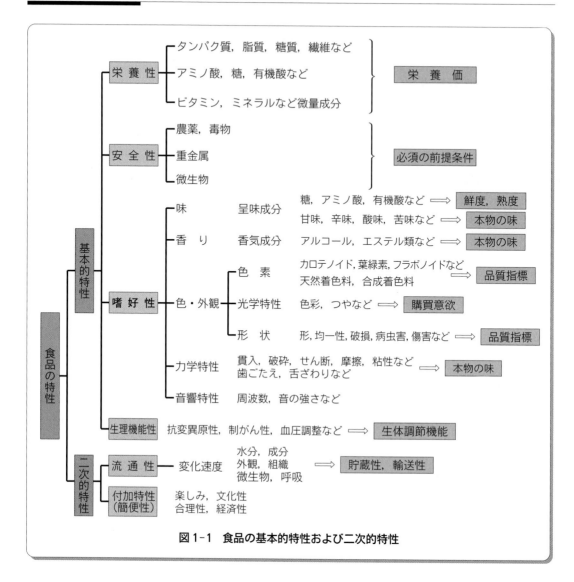

図1-1　食品の基本的特性および二次的特性

1.3　食品の機能

(1) 三つの機能

　食品には，その特性から安全性を前提として次の三つの機能が求められる。第一は，生命活動に不可欠な栄養素が含まれていること，この機能を第一次機能（栄養性）という。また，食品にはおいしさ，旨さなどの嗜好性も要求される。見た目（外観），味，におい（香りなど），食した時の口あたりや舌ざわりなどの物性など，食品組成や食品成分が生体の感覚に影響するはたらきであり，これを第二次機能（嗜好性）という。さらに，食品には生体リズムの調節，生体防御，疾病予防など体内の恒常性を維持する機能も重要である。このはたらきを第三次機能（生体調節機能）と称し，健康増進，疾病の予防に寄与する機能がある。これらは，食品を機能面からみたものであり，おのおの独立したはたらきではなく，図1-2にみられるように，相互に補完す

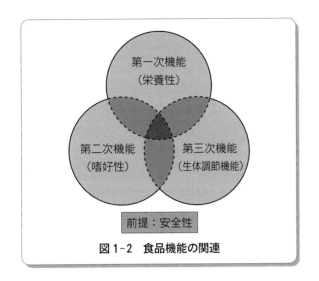

図 1-2　食品機能の関連

る関係にある。

　近年，食生活の欧米型化の進行あるいは栄養バランスの偏りによって，若年層から老年層にわたる，がん，循環器系疾患（脳血管疾患，心臓疾患など），肥満，アレルギー性疾患などの生活習慣病が増加し，また，世界に例をみない速さで少子化・高齢化が進行している。これにともない国民の医療費が増大していることから，食品による健康増進，疾病の予防が重要な課題となっている。このため，食品のもつ機能のうち，特に第三次機能である生体調節機能に多くの関心が払われている。

（2）生体調節機能と食品機能学

　食品の生体調節機能とは，食品が人の生体内における分泌系，神経系，循環系，消化系，免疫系など高次の生命活動，老化や生活習慣病などの疾病の発現あるいは疾病からの回復など，生体の恒常性（ホメオスタシス）の維持，変調に関与しているというものである。すなわち，生体中では唾液，胃液および各種ホルモンを分泌する系，情報を伝達する神経系，血液やリンパ球などが流れている循環系，食物を消化・吸収する消化系，外から進入してくる病原菌やウイルスから生体を防御する免疫系があり，これらの機能が正常に働くことによって生体の恒常性が維持されている。近年，食品の生体に対する調節機能に関する研究によって，多くの食品素材から分泌系，神経系，循環系，消化系，免疫系などを調節する食品成分や抗変異性，制がん性，抗酸化性，血圧調節性，生体防御性，コレステロール調節性，整腸作用など，健康の維持・増進にプラスに作用する機能性をもつ成分が明らかにされている。

　「食品機能学とは，この生体調節機能（第三次機能）にかかわる食品や食品成分，その効果および作用機序などを体系的，学術的にとりまとめた食品科学の一分野」である。

2．機能性食品

　食品成分のもつ生体調節機能を活用し，食品に新しい機能を付与したのが「機能性食品」（functional food）である。機能性食品とは，機能性成分を分離・濃縮し，それを通常の食品に配合することにより，配合率や配合後の食品形態が適正に設計・作成され，より効率的にその機能（整腸機能，疾病予防など）が発現されることが科学的に立証された食品のことである。

2.1　保健機能食品

　食品の特性を十分に理解し，消費者自ら正しい判断で選択・摂取しバランスのとれた食生活をおくれるように，適切な情報提供を目的に，厚生労働省は食品衛生法に基づき保健機能食品制度を創設した（平成13年4月1日施行）。平成25年には，食品表示に関する法律を一元化した食品表示法が公布され，消費者庁が所管とされた。平成27年3月に食品表示法に基づく食品表示基準が公示され，平成27年4月から施行された。

　機能性を表示できる保健機能食品として，消費者庁長官の許可または承認を受けなければならない「特定保健用食品」，国に届出をしなくても，類型された規格基準や表示基準等，国が定めた表現が設定された「栄養機能食品」，および事業者の責任において，科学的根拠に基づいた機能性を表示した「機能性表示食品」がある。錠剤・カプセルなどの形状でも食品と扱われる（ただし，栄養機能食品のカリウムは錠剤・カプセルを禁止）。

　保健機能食品の表示には，食品表示法に基づく栄養表示基準が適用される。栄養成分量および熱量の表示，商品名，原材料名，内容量，消費期限または賞味期限，保存

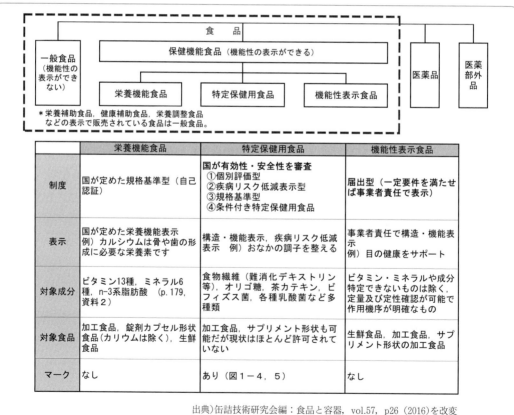

	栄養機能食品	特定保健用食品	機能性表示食品
制度	国が定めた規格基準型（自己認証）	国が有効性・安全性を審査 ①個別評価型 ②疾病リスク低減表示型 ③規格基準型 ④条件付き特定保健用食品	届出型（一定要件を満たせば事業者責任で表示）
表示	国が定めた栄養機能表示 例）カルシウムは骨や歯の形成に必要な栄養素です	構造・機能表示，疾病リスク低減表示　例）おなかの調子を整える	事業者責任で構造・機能表示 例）目の健康をサポート
対象成分	ビタミン13種，ミネラル6種，n-3系脂肪酸　(p.179，資料2)	食物繊維（難消化デキストリン等），オリゴ糖，茶カテキン，ビフィズス菌，各種乳酸菌など多種類	ビタミン・ミネラルや成分特定できないものは除く，定量及び定性確認が可能で作用機序が明確なもの
対象食品	加工食品，錠剤カプセル形状食品（カリウムは除く），生鮮食品	加工食品，サプリメント形状も可能だが現状はほとんど許可されていない	生鮮食品，加工食品，サプリメント形状の加工食品
マーク	なし	あり（図1-4，5）	なし

出典）缶詰技術研究会編：食品と容器，vol.57，p26（2016）を改変

図1-3　保健機能食品の位置付けと制度および表示

の方法，製造者などの義務表示事項を食品表示基準に従って表示する。その他，食品ごとに表示事項が定められている。

　一般食品，保健機能食品（特定保健用食品，栄養機能食品，機能性表示食品），医薬品，医薬部外品の関連を図1-3に示した。

（1）特定保健用食品（特保；トクホ）

　特定保健用食品（foods for special health use, FoSHU）は，消費者庁長官の許可等を受けて，食生活において特定の保健の目的で摂取をする者に対し，その摂取により当該保健の目的が期待できる旨の表示をする食品（「おなかの調子を整える食品」「コレステロールが高めの方の食品」など）をいう。特定保健用食品中の特定の保健の目的に資する栄養成分を関与成分という。

　食品ごとに生理機能や特定の保健機能を示す有効性や安全性等について科学的根拠に関する審査を受け，消費者庁長官による表示の許可を受けなければならない。令和3年8月には，1,076食品が特定保健用食品として表示を許可されている。特定保健用食品には消費者庁の許可証票（マーク）がある（図1-4）。

　特定保健用食品に表示すべき事項は，以下の①～⑭である。

①商品名

②許可証票または承認証標

③許可された表示内容（特定の保健の用途）

④栄養成分量および熱量（関与成分を含む）

⑤原材料および添加物の表示

⑥特定保健用食品である旨「特定保健用食品」と記
　載（条件付き特定保健用食品は「条件付き特定保
　健用食品」と記載）

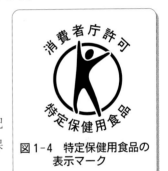

図1-4　特定保健用食品の
　　　　表示マーク

⑦内容量

⑧摂取上の注意

⑨一日当たりの摂取目安量

⑩一日摂取目安量に含まれる当該栄養成分の当該栄養素等表示基準値に対する割合
　（栄養素等表示基準値が定められているものに限る）

⑪調理，保存の方法に関する注意事項（特に注意を要する場合）

⑫許可を受けた者が製造者以外であるときは，その許可等を受けた者の営業所所在
　地および氏名

⑬消費期限または賞味期限，保存の方法，製造所所在地および製造者氏名

⑭バランスのとれた食生活の普及啓発を図る文言"食生活は，主食，主菜，副菜を
　基本に，食事のバランスを"

　表示が認められている保健用途は，健康の維持・増進に役立つ，または適する旨の表示であり，疾病の診断・治療・予防等に関係する表現は認められない。また，2種

表1-1　規格基準型特定保健用食品の条件を満たす関与成分

区　　分	関与成分	1日摂取目安量	表示できる保健の用途	摂取上の注意事項
I（食物繊維）	難消化性デキストリン（食物繊維として）	3～8 g	○○（関与成分）が含まれているのでおなかの調子を整えます。	摂り過ぎあるいは体質・体調によりおなかがゆるくなることがあります。 多量摂取により疾病が治癒したり，より健康が増進するものではありません。 他の食品からの摂取量を考えて適量を摂取してください。
	ポリデキストロース（食物繊維として）	7～8 g		
	グアーガム分解物（食物繊維として）	5～12 g		
II（オリゴ糖）	大豆オリゴ糖	2～6 g	○○（関与成分）が含まれておりビフィズス菌を増やして腸内の環境を良好に保つので，おなかの調子を整えます。	摂り過ぎあるいは体質・体調によりおなかがゆるくなることがあります。 多量摂取により疾病が治癒したり，より健康が増進するものではありません。 他の食品からの摂取量を考えて適量を摂取してください。
	フラクトオリゴ糖	3～8 g		
	乳果オリゴ糖	2～8 g		
	ガラクトオリゴ糖	2～5 g		
	キシロオリゴ糖	1～3 g		
	イソマルトオリゴ糖	10 g		
III（難消化性デキストリン）	難消化性デキストリン（食物繊維として）	4～6 g	食物繊維（難消化性デキストリン）の働きにより，糖の吸収をおだやかにするので，食後の血糖値が気になる方に適しています。	血糖値に異常を指摘された方や，糖尿病の治療を受けておられる方は，事前に医師などの専門家にご相談の上，お召し上がり下さい。 摂り過ぎあるいは体質・体調によりおなかがゆるくなることがあります。 多量摂取により疾病が治癒したり，より健康が増進するものではありません。
IV（難消化性デキストリン）	難消化性デキストリン（食物繊維として）	5 g	食事から摂取した脂肪の吸収を抑えて排出を増加させる食物繊維（難消化性デキストリン）の働きにより，食後の血中中性脂肪の上昇をおだやかにするので，脂肪の多い食事を摂りがちな方，食後の中性脂肪が気になる方の食生活の改善に役立ちます。	摂り過ぎあるいは体質・体調によりおなかがゆるくなることがあります。 多量摂取により疾病が治癒したり，より健康が増進するものではありません。 他の食品からの摂取量を考えて適量を摂取して下さい。

　類以上の保健用途が表示される場合もある（主な保健用途と関与成分は巻末資料：1を参照のこと）。従来の個別許可型に加えて3つの区分が設けられている。

1）特定保健用食品（規格基準型）

　特定保健用食品のうち，別に定められた規格基準を満たすものとして許可を受けたものを特定保健用食品（規格基準型）という。特定保健用食品としての許可実績が十分であるなど科学的根拠が蓄積されている関与成分について規格基準を定め，消費者庁の個別審査を受けることなく，事務局において規格基準に適合するか否かの審査を行う。規格基準が定められている関与成分は，3つに分類される。食物繊維素材（3種類）およびオリゴ糖（6種類）は，お腹の調子を整えることを保健の用途とする。また，難消化性デキストリン（食物繊維，2分類・2種類）は，血糖値および中性脂肪の上昇抑制に関する関与成分である。1品目中に複数の関与成分を含んではならな

表1-2　疾病リスク低減表示が許可される関与成分

関与成分	特定の保健用途にかかわる表示	摂取する上の注意事項	1日摂取目安量の下限値	1日摂取目安量の上限値
カルシウム（食品添加物公定書等に定められたものまたは食品等として人が摂取してきた経験が十分に存在するものに由来するもの）	この食品はカルシウムを豊富に含みます。日頃の運動と適切な量のカルシウムを含む健康的な食事は若い女性が健全な骨の健康を維持し、歳をとってからの骨粗鬆症になるリスクを低減するかもしれません。	一般に疾病はさまざまな要因に起因するものであり、カルシウムを過剰に摂取しても骨粗鬆症になるリスクがなくなるわけではありません。	300mg	700mg
葉酸（プテロイルモノグルタミン酸）	この食品は葉酸を豊富に含みます。適切な量の葉酸を含む健康的な食事は、女性にとって二分脊椎などの神経管閉鎖障害をもつ子どもが生まれるリスクを低減するかもしれません。	一般に疾病はさまざまな要因に起因するものであり、葉酸を過剰に摂取しても神経管閉鎖障害をもつ子どもが生まれるリスクがなくなるわけではありません。	400μg	1,000μg

表1-3　条件付き特定保健用食品の科学的根拠の考え方

試験	無作為化比較実験		非無作為化比較実験（危険率5％以下）	対象群のない介入試験（危険率5％以下）
作用機序	危険率5％以下	危険率10％以下		
明確	特定保健用食品	条件付き特定保健用食品	条件付き特定保健用食品	
不明確	条件付き特定保健用食品	条件付き特定保健用食品		

いこと，1日の摂取目安量が基準を満たしていることが条件となっている（表1-1）。

2）特定保健用食品（疾病リスク低減表示）

　特定保健用食品のうち，疾病リスク低減に関する表示を含むものを特定保健用食品（疾病リスク低減表示）という。関与成分の疾病リスク低減効果が医学的・栄養学的に確立されているものに限り，疾病リスク低減表示が認められる。カルシウムと骨の健康，葉酸と胎児の神経管閉鎖障害について表示が許可されている（表1-2）。現在，葉酸を関与成分とした食品の許可はなく，カルシウムを関与成分とした食品が許可されている。

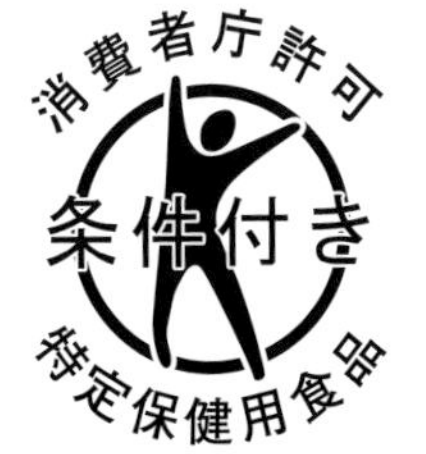

3）条件付き特定保健用食品

　有効性の科学的根拠が不十分であるが，一定の有効性が確認される食品に対して，限定的な科学的根拠である旨の表示をすることを条件として許可対象と認める特定保健用食品が，条件付き特定保健用食品である（表1-3，マーク：図1-5）。

消費者庁許可　条件付き特定保健用食品

図1-5　条件付き特定保健用食品の表示マーク

　この他，すでに許可された特定保健用食品（既許可食品）から，商品名の変更，風味の変更などにより改めて許可等を受けたものは，特定保健用食品（再許可等）と称する。

（2）栄養機能食品

　栄養機能食品とは，高齢化や食生活の乱れなどにより，通常の食生活を行うことが難しく，1日に必要な栄養成分を摂れない場合など，栄養成分の補給・補完のために利用してもらうことを趣旨とした食品のことである。健康の維持等に必要な栄養成分の補給を主な目的として摂取する人に対して，特定の栄養成分を含むものとして，国が定めた表現によってその機能を表示する。一日当たりの摂取目安量に含まれる栄養成分量が，国が定めた上・下限値の規格基準に適合している場合，その栄養成分の機能を表示できる。特定保健用食品とは異なり，規格基準に準拠していれば，国への許可申請や届け出の必要はない。

　機能に関する表示ができる栄養成分は，ミネラル6種類（亜鉛，カリウム，カルシウム，鉄，銅，マグネシウム），ビタミン13種類（ナイアシン，パントテン酸，ビオチン，ビタミンA・B_1・B_2・B_6・B_{12}・C・D・E・K・葉酸）およびn-3系脂肪酸である。栄養成分の補給・補完および過剰摂取の禁忌による健康危害の防止に重点が置かれている特徴がある。

　栄養成分の機能および摂取上の注意喚起事項は，成分ごとに定められた定型文により表示する（巻末資料2）。

　栄養機能食品に表示すべき事項は，以下の①〜⑪である。

①栄養機能食品であること・栄養成分の名称「栄養機能食品（鉄）」など

②栄養成分の機能（定型文）

③一日当たりの摂取目安量

④摂取方法

⑤摂取する上での注意事項（定型文）

⑥"食生活は，主食，主菜，副菜を基本に，食事のバランスを。"の文言

⑦消費者庁長官による個別審査を受けたものではないこと

⑧一日当たりの摂取目安量に含まれる機能表示成分の量が栄養素等表示基準値に占める割合

⑨栄養素等表示基準値の対象年齢（18歳以上）および基準熱量（2,200kcal）に関する文言

⑩調理や保存上の注意事項（必要に応じて）

⑪特定の対象者に対し，定型文以外の注意が必要な場合は当該注意事項

　栄養成分量および熱量を表示する際の食品単位は，一日当たりの摂取目安量とする。生鮮食品の場合は，保存方法も表示する（常温保存以外に留意事項がない場合は省略可能）。

　また，栄養機能食品として機能表示が認められていない栄養成分の機能の表示，特定の保健の目的が期待できる旨の表示（「おなかの調子を整える」など），疾病名の表示その他医薬品と誤認される可能性のある表示は禁止されている。

（3）機能性表示食品

　機能性表示食品は，事業者の責任において消費者庁長官に届け出た安全性および機能性に関する科学的根拠に基づき，「内臓脂肪を減らすのを助け，高めのBMI（体格指数）の改善に役立ちます」「骨の健康維持に役立つ」など，特定の保健の目的が期待できるという食品の機能性を表示した食品である。その表示は，特定保健用食品とは異なり，消費者庁長官の個別の許可を受けたものではない。加工食品（サプリメント形状のものを含む）および生鮮食品が対象となる。ただし，特別用途食品，栄養機能食品，アルコールを含有する飲料，栄養素（ナトリウム，糖類，脂質など）の過剰摂取につながる食品は除く。また，疾病に罹患していない者を対象とし，未成年者，妊産婦（妊娠を計画している者を含む）および授乳婦は対象外である。

　当該食品に関する表示内容，安全性・機能性に関する科学的根拠に関する情報，生産・製造・品質の管理に関する情報，健康被害の情報収集体制，などの必要事項を販売日の60日前までに消費者庁長官に届け出る必要がある。これらの届出情報は，消費者庁のホームページで公開される。年を追うごとに届出件数は増え続けており，令和2年12月末現在，3,722食品が届出されている。

容器包装の主要な面に「機能性表示食品」と表示する。また，次の①〜⑫の表示事項が義務づけられている。

①科学的根拠を有する機能性関与成分，当該成分または当該成分を含有する食品が有する機能性

②栄養成分の量および熱量（表示単位は一日当たりの摂取目安量）

③一日当たりの摂取目安量当たりの機能性関与成分の含有量

④一日当たりの摂取目安量

⑤届出番号

⑥食品関連事業者の連絡先（電話番号）

⑦機能性および安全性について国による評価を受けたものでないこと

⑧摂取方法

⑨摂取上の注意事項

⑩"食生活は，主食，主菜，副菜を基本に，食事のバランスを。"の文言

⑪調理，保存の方法に関する注意事項（特に注意を要する場合）

⑫疾病の診断，治療，予防を目的としたものではないこと

　疾病の治療効果または予防効果を謳った用語，消費者庁長官に届け出た機能性成分以外の成分を強調する用語，消費者庁長官の評価・許可を受けたような誤認を与える用語，栄養成分の機能を示す用語の使用は禁止されている。

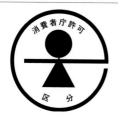

区分欄には，乳児用食品にあっては
「乳児用食品」と，幼児用食品にあっ
ては「幼児用食品」と，妊産婦用食品
にあっては「妊産婦用食品」と，病者
用食品にあっては「病者用食品」と，
その他の特別の用途に適する食品にあ
っては，当該特別の用途を記載。

図 1- 6　特別用途食品の表示マーク

2.2　特別用途食品

　健康増進法第43条に規定された特別用途食品（foods for special dietary use, FSDU）は，食品に本来含まれている栄養成分を増減し，健康上特別な状態にある人々，乳幼児，妊産婦，高齢者など，および医学的に注意を要する人々への食事療法の素材として利用されていることを目的としている。

　対象食品には病者用食品，妊産婦・授乳婦用粉乳，乳児用調製粉乳および液状乳，えん下困難者用食品，特定保健用食品がある。さらに，病者用食品には食品群許可基準が設定されている。特別用途食品の許可証標（マーク）を図 1-6 に，その分類を図 1-7 に示した。

2.3　いわゆる健康食品

　高麗ニンジンなど滋養強壮などに役立つとされる食品群であるが，科学的根拠に乏しいものも多い。中には直接的な薬理効果は示さないものの，体質改善に寄与するといわれているものがある。これら「いわゆる健康食品」は慎重に取り扱う必要がある。

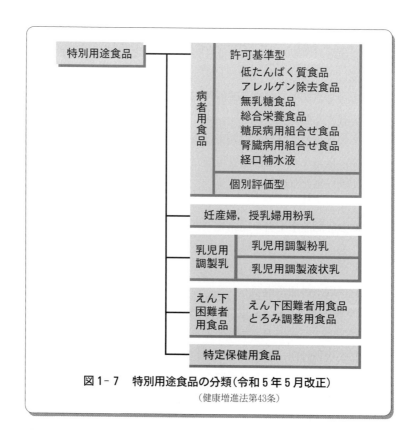

図 1- 7　特別用途食品の分類（令和 5 年 5 月改正）

（健康増進法第43条）

（1）栄養補助食品

　健康効果を期待して，ある種の栄養素を多く含む
ものとして販売されているものである。ただし，ビ
タミン，ミネラルの補助食品の場合は，「栄養機能
食品」として基準を遵守する必要がある。また，栄
養素の含有量を表示する時は，加工食品の栄養表示
基準に準拠する必要がある。

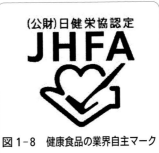

図1-8　健康食品の業界自主マーク

　栄養補助食品は天然物を原料とするため，汚染物
や品質変化による健康障害も問題となる場合がある。
公益財団法人日本健康・栄養食品協会では，協会独自の規格・基準を設けて合格した
ものには，図1-8に示したマークを許可している。令和2年に制度の一部改正があ
り，マークも新しくなった。

（2）医薬品に該当しないハーブ類

　ハーブやスパイスなどは，古くから疾病予防・治療に利用されてきた。天然物起源
医薬品として用いられているものもある。これらを利用した食品には規制がない。し
かしながら，輸入品の中には，日本では医薬品に該当する成分を含んでいるものもあ
り，身体に対する効能をうたえば，無承認・無許可医薬品として取り締まりの対象と
なるものもあるので注意が必要である。

（3）　その他の機能性食品

　特定保健用食品として許可を得るには，ヒトによる効果が検証されなければならな
いため，すべての機能性食品が特定保健用食品にはなり得ない。特に，がん予防効果
などヒトによる検証が不可能なものがある。機能性食品の多くは疫学的研究や動物試
験によって生理作用が指摘されたものが多いが，過剰摂取による健康障害の問題も指
摘されており，慎重に使用することが求められている。

文　　　献

●参考文献
- 食品総合研究所編：「食品生理機能」『食品大百科事典』，朝倉書店（2002）
- 食品流通システム協会編：『食品の品質要素と品質管理』，恒星社厚生閣（1989）
- 管理栄養士国家試験教科研究会編：『食品加工学』，第一出版（2001）
- 国立健康・栄養研究所シリーズ監修：『食べ物と健康I』，南江堂（2007）
- 管理栄養士国家試験教科研究会編：『食べ物と健康I』，第一出版（2008）

第 2 章

抗酸化（活性酸素除去）機能

　地球に生命が誕生したのは39〜36億年前と推定されている。その当時の大気には酸素はほとんど存在せず，初期の生命体は嫌気的な条件で活動していたものと考えられている。その後，光合成を行うシアノバクテリウムが登場し，大気中に酸素が放出された。大気中の酸素濃度が増加するにしたがい，それまでの生物は壊滅的な打撃を受けることとなった。酸素の強い酸化力により，生命活動が破壊されるからである。酸素毒と称される強い酸化力と，生命との長い戦いの始まりである。一方，約20億年前，この酸化力をエネルギー産生に利用する生命体が出現した。このエネルギー産生システムは嫌気的なエネルギー産生に比べ，非常に効率が良く，われわれ人類にまで続く生命の流れとなったのである。生命は酸素のもつ有用性を利用し，酸素毒に対しては，精緻な防御機構を作り上げて生き延びてきたのである。

　酸素毒の主要な原因は，活性酸素と呼ばれるエネルギーの高い酸素および酸素の誘導体である。活性酸素はがんやその他多くの疾病の原因となることが明らかにされており，また老化の原因ではないかとも推測されている。このため，活性酸素を低減化することは多くの疾病の予防につながり，さらには老化の防止にも効果が期待されるものである。

1．基底状態酸素と活性酸素

　物質の最もエネルギーの低い安定な状態を基底状態という。空気中にある酸素の大部分はこの基底状態の酸素であり，これよりもエネルギーが高く，他の物質と反応しやすい酸素を活性酸素というのである。

1.1　基底状態酸素（三重項酸素）

　物質と物質の化学反応は電子の授受により起こるので，「反応しやすい」，「エネルギーが高い」ということは，その物質の電子の状態による。原子と原子が結合して分子が作られる場合，互いの原子軌道の重なりによって分子軌道と呼ばれる電子の存在する場が作られる。この軌道のエネルギーが元の原子軌道のエネルギーよりも低いと結合が起きるのである。1つの分子軌道にはスピン[*1] が反対の2個の電子が対になって存在することができる。分子軌道にはエネルギーの低い順に$1s\sigma$，$1s\sigma^*$，$2s\sigma$，$2s\sigma^*$，$2p\sigma$，$2p\pi$（2個），$2p\pi^*$（2個），$2p\sigma^*$などがある。ここで*印のあるものは

元の原子軌道よりもエネルギーが高く，反発する力となるので反結合軌道と呼ばれる。

酸素分子（O_2）では全部で 16 個の電子があり，これらをエネルギーの低い順に，反対のスピンをもつ電子対として各軌道に入れていくと（表 2-1），$2p\pi$ 軌道までが埋まり，残り 2 個の電子が 2 個の反結合性 $2p\pi^*$ 軌道に入ることになる。まったく同等の軌道に 2 個の電子が配置される場合，それぞれの軌道にスピンが同じに入ることが最もエネルギーが低い[*2]。そのため，酸素では 2 個の $2p\pi^*$ のそれぞれに，同じ向きのスピンをもつ電子が 1 つずつ入った状態が最もエネルギーが低く，安定な状態である。このように，対になった電子以外に，同じスピンの向きの電子を 2 つもつ分子を三重項状態という。基底状態の酸素は三重項酸素であり，$^3O_2$ と表される。

[*1] 電子の自転と考えてよい。スピン量子数は一方が $+1/2$，他方が $-1/2$ である。
[*2] Hund の法則

1.2 活性酸素
（1）一重項酸素

基底状態の酸素が何らかのエネルギーを吸収すると，2 個の $2p\pi^*$ 軌道に配置された電子はよりエネルギーの高い状態に励起される。これには 2 つの状態があり，一方の $2p\pi^*$ 軌道に，スピンを反対にした 2 つの電子が対になって入っているものと，2 つの $2p\pi^*$ 軌道それぞれに，スピンが反対の電子が 1 つずつ入っているものとがある。これら 2 つの状態のように，スピンの向きが正負同数であるものは一重項と呼ばれ，これらはどちらも一重項酸素である。つまり，一重項酸素には 2 種類あるわけである

表 2-1　酸素分子の電子配置と物理的性質

	基底状態酸素 $^3\Sigma g$　$^3O_2$	一重項酸素 $^1\Delta g$　$^1O_2$	一重項酸素 $^1\Sigma g$　$^1O_2$	スーパーオキシドアニオン O_2^-
エネルギー/kcal・mol^{-1}	0	22.5	37.5	-9.9
平衡核間距離/Å	1.2074	1.2155	1.2268	1.28（KO_2）
				1.32〜1.35（NaO_2）
結合解離エネルギー/ kcal・mol^{-1}	117.9	96	87	88.8
				69.92

電子配置と軌道

軌道	基底状態酸素	一重項 $^1\Delta g$	一重項 $^1\Sigma g$	O_2^-
$2p\pi^*_x$　$2p\pi^*_y$	↑　↑	↑↓　—	↑　↓	↑↓　↑
$2p\pi_x$　$2p\pi_y$	↑↓　↑↓	↑↓　↑↓	↑↓　↑↓	↑↓　↑↓
$2p\sigma_z$	↑↓	↑↓	↑↓	↑↓
$2s\sigma^*$	↑↓			
$2s\sigma$	↑↓			
$1s\sigma^*$	↑↓			
$1s\sigma$	↑↓			

が，後者はエネルギーが高すぎてすぐに消滅してしまうので，活性酸素として問題になるのは前者である。一重項酸素は $^1O_2$ と表記される。一重項酸素は基底状態酸素よりも22.5 kcal/mol エネルギーが高い。

　生体や食品を構成している有機化合物分子の大部分は，電子対による共有結合でできており，一重項分子である。これらは励起されると三重項状態となる。酸素は基底状態が三重項で，励起されると一重項となる特殊な分子である。三重項分子と一重項分子は反応しないという性質があり，基底状態の酸素が高いポテンシャルがあるにもかかわらず，常温では激しい酸化反応が起きにくいのはこのためである。一重項分子どうしではこのようなことはないので，一重項酸素は多くの有機化合物と高い反応性をもつことになる。

（2）フリーラジカル

　共有結合では2つの電子が対になって分子軌道に存在している。これが何らかのエネルギーによって解裂したとき，分子軌道あるいは原子軌道を1つの電子が占有したものが生じる。これをフリーラジカル（遊離基，単にラジカルともいう）といい，その電子を不対電子という。

$$A:B \longrightarrow A\cdot + B\cdot$$

　不対電子を1つもつラジカルは二重項状態である。ラジカルは一般に不安定で，反応しやすく生体分子や組織に傷害を与える。特に，ラジカルどうしでは，電子対を形成するため非常に反応しやすい。紫外線や放射線による水の分解などによって生成するヒドロキシラジカル（・OH）は特に高い反応性をもつ活性酸素の1つである。ラジカルが一重項分子と反応すると，ラジカルが生成し，それがさらに他の分子と反応して反応が継続する。このような反応をラジカル連鎖反応という。

$$A:B + \cdot X \longrightarrow A:X + B\cdot$$

　基底状態の酸素分子は不対電子を2つもつラジカル（ビラジカル）であり，一重項分子とは反応しにくいが，ラジカルとはよく反応し，ペルオキシラジカルとなる。燃焼などの激しい酸化反応や，後述する油脂の自動酸化はラジカルと酸素分子の反応で進行する。

$$A\cdot + \cdot O_2\cdot \longrightarrow AO_2\cdot$$

　一酸化窒素（NO）は血管の拡張や神経伝達などの生命活動に必須の分子であることが明らかにされたが，これもフリーラジカルである。

（3）スーパーオキシドアニオンラジカル

　基底状態酸素が電子1つを受け取って（還元されて），陰イオン（アニオン）とな

ったものがスーパーオキシドアニオンラジカル（単にスーパーオキシドと呼ばれることが多い）である。スーパーオキシド O_2^- は不対電子を1つもつラジカルであるが、それ自体の反応性はそれほど高くはない。しかし、この物質からは種々の反応によって過酸化水素（H_2O_2）やヒドロキシラジカルなどの活性酸素が生成し、生体内での役割は非常に重要である。

（4）過酸化脂質

脂質が酸化されて生成する脂質ヒドロペルオキシド（ROOH）は、分解してヒドロキシラジカルやペルオキシラジカル（ROO•）、アルコキシラジカル（RO•）などのラジカルを発生する。このため過酸化脂質は広義の活性酸素とされる（表2-2）。

表2-2　活性酸素および有機酸化物などの分子式，系統名，慣用名

分子式 系統表示（慣用表示）	系統名	慣用名
O_2	dioxygen	(di) oxygen, molecular 酸素（分子），分子状酸素 oxygen
$\cdot OO \cdot$（$^3O_2$）	dioxidane-1, 2-diyl	(ground state) triplet （基底状態の）三重項酸素分子 oxygen
$^3\Sigma_g^- O_2$	triplet sigma g minus oxygen	
$^1O_2$	singlet dioxygen	(excited) singlet （励起状態の）一重項酸素分子 oxygen
$^1\Delta_g O_2$ $^1\Sigma_g^+ O_2$	singlet delta g oxygen singlet sigma g plus oxygen	
O_3	trioxygen	ozone オゾン
$O_3^{\cdot -}$（$O_3^-\cdot$）	trioxide (1−)	ozonide オゾン化物，オゾニド
$O_2^{\cdot -}$（O_2^-, $O_2^-\cdot$）	dioxide (1−)	superoxide スーパーオキシド（ラジカル） (anion radical)
HO_2, $HO_2^{\cdot}$ （$HO_2\cdot$）	hydrogen dioxide	hydrodioxy ヒドロペルオキシ（ラジカル） hydroperoxy (radical)
HO_2^-	hydrogen dioxide (1−)	解離した過酸化水素
H_2O_2	hydrogen peroxide	hydrogen peroxide 過酸化水素
$HO^{\cdot}$（$HO\cdot$）	hydroxy	hydroxy (radical) ヒドロキシラジカル
$RO^{\cdot}$（$RO\cdot$）	alkoxy	alkoxy (radical) アルコキシラジカル
$ROO^{\cdot}$（$ROO\cdot$）	(alkyl) dioxy	(alkyl) peroxy （アルキル）ペルオキシ (radical) ラジカル
ROOH	(alkyl) hydroperoxide	(alkyl) hydroperoxide （アルキル）ヒドロペルオキシド
$R^{\cdot}$		(organic) radical 有機ラジカル
ClO^-	hypochlorite	hypochlorite 次亜塩素酸イオン
$Fe^{4+}O$		ferryl ion フェリルイオン
RNHCl		N-chloramine N-クロロアミン

注）系統表示ではラジカル（不対電子）は分子式の右肩に点で示し、電荷をその次に記す。また不対電子の分子での局在性を示すことができないときは (RO)$^{\cdot}$ のように示す。スーパーオキシドラジカルについては慣用表示 O_2^- を用いた。

２．活性酸素の生成

２．１　外部要因

（１）紫外線，放射線によるフリーラジカルの生成

エネルギーの高い放射線（X線，γ線）や紫外線が照射されると，共有結合が切断され，ラジカルが生じる。通常，生体に放射線が照射された場合，水が解裂して，ヒドロキシルラジカル，過酸化水素，スーパーオキシドなどを生じ，それが他の生体成分を攻撃する。

（２）化学物質による活性酸素の生成

たばこの煙には過酸化水素やスーパーオキシドが存在することがわかっており，これらはたばこ煙中のカテコールやヒドロキノンより生成するものと考えられている。

パラコートなどの農薬，抗がん剤（アドリアマイシンやブレオマイシンなど），発がん性物質のベンツピレン，石綿，ダイオキシンなど，多くの化学物質が活性酸素を生成することが明らかにされている。

（３）金属イオンによるラジカルの生成

鉄や銅などの遷移金属イオンは酸化還元反応を行い，ラジカルを生成する。

表2-3　生体におけるフリーラジカル，活性酸素の産生

① 酸素分子の四電子還元（チトクロム c オキシダーゼ）[pK]

$$O_2 \xrightarrow{e} O_2^- \xrightarrow{e} O_2^{2-}$$

$$H^+ \updownarrow [4.8] \qquad 2H^+ \updownarrow [11.6]$$

$$HO_2 \cdot \qquad\qquad H_2O_2 \xrightarrow{e} HO^- + \cdot OH \xrightarrow{e} HO^-$$

$$H^+ \downarrow \qquad\qquad H^+ \downarrow$$

$$H_2O \qquad\qquad H_2O$$

② 酸素分子の一電子，二電子還元

$$O_2 \xrightarrow[X]{e} O_2^- \qquad X：酸化酵素，キノン，アスコルビン酸，フラビン，金属酵素$$

$$O_2 \xrightarrow[\text{二電子還元酸化酵素 Y}]{2e,\ 2H^+} H_2O_2 \qquad Y：ウリカーゼ，アミノ酸オキシダーゼ$$

③ 過酸化水素，脂質ヒドロペルオキシドの分解

$$HOOH\,(LOOH) + M^{n+} \longrightarrow HO\cdot\,(LO\cdot) + {}^-OH + M^{(n-1)+}$$

$$HOOH\,(LOOH) + M^{(n+1)+} \longrightarrow HO_2\cdot\,(LO_2\cdot) + H^+ + M^{n+}$$

$$M^{n+}：Fe^{2+},\ Cu^+$$

④ $H_2O_2 + Cl^- \xrightarrow{\text{ミエロペルオキシダーゼ}} H_2O + {}^-OCl$

⑤ $H_2O_2 + {}^-OCl \longrightarrow {}^1O_2$

⑥ 金属錯体による脂質の攻撃

⑦ 光，放射線などの照射

⑧ 大気汚染物質（NO_2，$HO\cdot$ など），たばこの煙，タールのとり込み

鉄（Ⅱ）イオンは酸素を還元しスーパーオキシドを生成する。

$$Fe^{2+} \ + \ O_2 \ \longrightarrow \ Fe^{3+} \ + \ O_2^-$$

過酸化水素との反応では，これを解裂し，ヒドロキシラジカルを発生する（フェントン Fenton 反応）。

$$Fe^{2+} \ + \ H_2O_2 \ \longrightarrow \ Fe^{3+} \ + \ \cdot OH \ + \ ^-OH$$

この反応はまた，過酸化脂質をアルコキシラジカルとヒドロキシラジカルに解裂する。

$$ROOH \ + \ Fe^{2+} \ \longrightarrow \ RO\cdot \ + \ \cdot OH$$

（4）光による一重項酸素の生成

化合物の多くは可視光線の照射を受けた場合，そのエネルギーを吸収し，基底状態の一重項より励起されて三重項状態となる。通常，励起された物質は蛍光や燐光としてエネルギーを放出し基底状態に戻るが，色素などではこのエネルギーを光として放出せずに，他の物質に転化し，基底状態に戻るものがある。このような性質をもつ物質を光増感剤という。基底状態の酸素（三重項酸素）が光増感剤のエネルギーを受け取ると，励起されて一重項酸素が生成する（図2-1）。

光増感剤にはポルフィリン類（クロロフィルやフェオフォーバイド），フラビン色素（リボフラビン；ビタミンB₂），メチレンブルーなどの色素やトリプトファンなど多くの物質がある。光増感剤により励起されて生じる一重項酸素により引き起こされる酸化反応を，光増感酸化という。

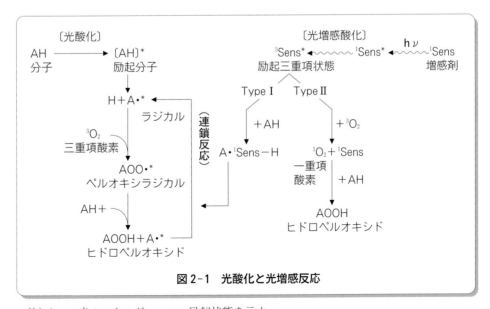

図2-1　光酸化と光増感反応

注）hν：光のエネルギー　＊：励起状態を示す

17

2. 2　生体内での活性酸素の生成

　生体での酸素の利用は，大部分がシトクロムという鉄イオンを含むタンパク質による電子伝達系を介して行われている。この系では，ニコチンアミドアデニンジヌクレオチド（NADH；nicotinamide adenine dinucleotide）やニコチンアミドアデニンジヌクレオチドリン酸（NADPH；nicotinamide adenine dinucleotide phosphate）などのエネルギーの高い電子が最終的に酸素に伝達され，酸素を還元して水を生成する。

　ミトコンドリアでのエネルギーの産生，ミクロソーム（小胞体）での代謝，白血球の食作用などはこの系により行われている。活性酸素はこれらの系における電子の漏洩により生成され，平時でも呼吸作用によりとり込まれる酸素の数パーセントが活性酸素に変換されていると見積もられている。

（1）ミトコンドリアの電子伝達系

　ミトコンドリアは解糖系で生成したピルビン酸をアセチル補酵素 A（acetyl CoA；coenzyme A）とした後，クエン酸サイクル（トリカルボン酸サイクル，TCA サイクル）と酸化的リン酸化によって二酸化炭素と水に代謝する。このとき生成したエネルギーはアデノシン 5'-三リン酸（ATP；adenosine 5'-triphosphate）としてとり出される。酸化的リン酸化は，電子伝達系であり，エネルギーの高い電子をもつ NAD やフラビンアデニンジヌクレオチド（FADH$_2$；flavin adenine dinucleotide）より，電子を次々に移動し，最終的に酸素に電子が受け渡されて，ATP と水が産生される。高等動物では生命活動を行うために多量のエネルギーを必要とするが，その大部分はミトコンドリアで行われる酸化的リン酸化に依存している。

$$O_2 \xrightarrow{e^-} O_2^{\cdot} \xrightarrow[2H^+]{e^-} H_2O_2 \xrightarrow[\substack{H^+ \\ \downarrow \\ H_2O}]{e^-} \cdot OH \xrightarrow[H^+]{e^-} H_2O$$

　この過程で生じるスーパーオキシドや過酸化水素は，それぞれスーパーオキシドジスムターゼ（superoxide dismutase）やカタラーゼ（catalase）などの活性酸素消去系により，大部分が取り除かれる。しかし，一部は系外に漏れ出していると考えられている。

（2）ミクロソーム

　ミクロソーム（小胞体）は，脂質の代謝や，毒物の解毒作用などを行う組織である。ここには NADPH － P-450 レダクターゼ（シトクロム P-450 系）と呼ばれる，エネルギーを産生しない電子伝達系が存在し，スーパーオキシドの発生源となる。

（3）白血球の食作用

　白血球の一つである好中球や単球（マクロファージ）は，細菌などの異物に対し食作用により殺菌や分解を行う。これらの細胞には，NADPH を基質として O_2^- を生じる NADPH オキシダーゼ系と呼ばれる電子伝達系があり，細胞表面や食胞内に O_2^-

やH$_2$O$_2$，・OH を多量に発生し，異物に対する殺菌や防御としている。この系では，細胞膜表面にある受容体に細菌や抗原–抗体複合体などの異物が結合し，その刺激が膜内のフラボタンパク質を通して伝わり，細胞内に伝達される。この刺激により細胞質の NADPH の電子がシトクロムb に移動し，さらに最終的に電子が酸素に伝達され O$_2^-$ が生成する。O$_2^-$ からは H$_2$O$_2$ や・OH が生成する。また，H$_2$O$_2$ にミエロペルオキシダーゼがはたらくと，塩素イオンと反応し次亜塩素酸（HClO）が生成し強い殺菌作用を表す（図2-2）。

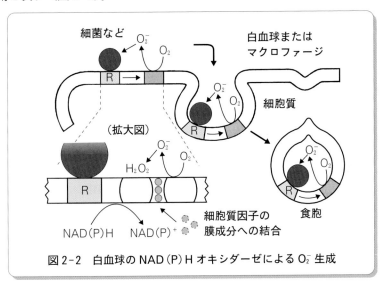

図 2-2　白血球の NAD（P）H オキシダーゼによる O$_2^-$ 生成

注）R：レセプター

（4）虚血再灌流

　梗塞などの原因で一時的に血流が遮断されることを虚血といい，原因が取り除かれて血流が再開することを再灌流という。再灌流時には活性酸素により重篤な障害が発生することが知られている。

　キサンチンオキシダーゼは虚血によりキサンチンデヒドロゲナーゼより誘導される酵素である。また，虚血時には ATP の分解物であるヒポキサンチンが蓄積する。その後再灌流した場合，酸素が供給され，ヒポキサンチン，酸素を基質としてこの酵素が作用し，スーパーオキシドや過酸化水素が発生する。

２．３　過酸化脂質（lipoperoxide）

　食品や生体中では種々の要因により脂質が酸化を受け，過酸化脂質が生成する。過酸化脂質は活性酸素として多くの疾病の原因となる。食品では過酸化脂質の分解や重合により変色や不快臭の発生など，変質の原因となる。

（1）自動酸化（autooxidation）

　油脂や脂質含量の高い食品を空気中に放置した場合，しだいに酸化を受け過酸化脂

質（脂質ヒドロペルオキシド：ROOH)が増加蓄積する。この反応は，何らかの原因で生成したラジカルが，空気中の酸素をとり込みながら自己増殖的に次々に反応を繰り返して進行するので，ラジカル連鎖反応といわれる。生成した脂質ヒドロペルオキシドは分解してヒドロキシラジカルなどの反応性の高いラジカルを発生し，生体に障害を与える。自動酸化の反応機構は，図 2-3 のようであり，開始反応，連鎖反応，停止反応の 3 段階よりなる。

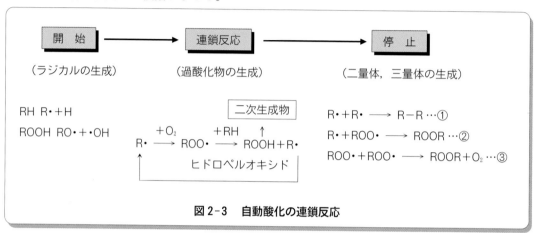

図 2-3　自動酸化の連鎖反応

注）①は酸素分圧が低い場合。②は中間。③は高いときに起こりやすい。

1）自動酸化の機構

　開始反応は反応の起点となるラジカルが発生する反応であり，前述のように種々の要因がある。不飽和脂肪酸を有する脂質に紫外線が照射された場合，リノール酸のような 1,4-ジエン構造をもつ脂肪酸では，二重結合に挟まれたメチレン基の水素が引き抜かれ，脂質ラジカル R・が生成する。また，二重結合が一つのオレイン酸では二重結合の隣のメチレン基より水素が引き抜かれ，脂質ラジカルとなる。生体中でスーパーオキシドより派生するヒドロキシラジカルも，脂質より水素を引き抜いて脂質ラジカルを生成する。

　脂質ラジカル R・が生成すると，周囲に存在する酸素と結合して，ペルオキシラジカル ROO・となり，さらに他の分子の水素を引き抜いて，ヒドロペルオキシドと新しい脂質ラジカルを生成する。この脂質ラジカルは，同様にヒドロペルオキシドとなり反応が継続する。また，ROOH はアルコキシラジカル RO・とヒドロキシラジカル・OH に分解し，それぞれのラジカルはさらに反応を起こすので，反応は拡大し，急速に進行する（ラジカル連鎖反応という）。

　ラジカル連鎖反応の停止はラジカルどうしが反応した場合に起こる。このとき二量体や三量体などの重合体が生成し，分子が大きくなるので油脂では粘度が増加する。

2）自動酸化に影響をおよぼす因子

　自動酸化におよぼす脂質自体の因子は脂肪酸の不飽和度である。1,4-ジエン構造の二重結合に挟まれたメチレン基の水素は引き抜かれやすく，この構造を多くもつ脂肪

酸ほど自動酸化は受けやすい。イコサペンタエン酸やドコサヘキサエン酸を多く含む魚油が変敗しやすいのはこのためである（表2-4）。

外的な要因では温度，光，重金属イオンなどがあげられる。脂質の種類などにもよるが，温度が10℃上がると酸化速度が約2倍にも上昇するとの報告があり，油脂の貯蔵は低温が望まれる。光は波長が短いほどエネルギーが高く，水素引き抜きによるラジカルを生成するので，可視光線よりも紫外線で酸化が促進される。また，鉄や銅などの遷移金属イオンはヒドロペルオキシドの分解を触媒し，自動酸化を促進する。

表2-4　各種脂肪酸メチルの酸素吸収速度

脂肪酸メチル	酸素吸収速度比*
ステアリン酸メチル	1
オレイン酸メチル	11
リノール酸メチル	114
リノレン酸メチル	179

注）＊ステアリン酸メチルを1とする。
100℃で測定した。

（2）光増感酸化

リボフラビンやフェオフォーバイドのような光増感剤は可視光により励起され，そのエネルギーを基底状態酸素に与えて，エネルギーの高い一重項酸素を生成する。光増感酸化はこの一重項酸素による酸化である。一重項酸素は同じ一重項状態の結合と反応が起こりやすく，不飽和脂肪酸の二重結合に付加して，ヒドロペルオキシドを生成する（図2-1）。一重項酸素による酸化反応の速度は自動酸化の1,500〜3,000倍であるとされる。この反応で生成するヒドロペルオキシドは，ラジカル連鎖反応により生成するものとは異なる異性体組成となる（表2-5）。

表2-5　不飽和脂肪酸の自動酸化と光増感酸化（クロロフィル）におけるヒドロペルオキシド異性体の割合

		組　成　比（％）								
		8-OOH	9-OOH	10-OOH	11-OOH	12-OOH	13-OOH	14-OOH	15-OOH	16-OOH
自動酸化	18：1	23.9	24.7	23.6	27.8	—	—	—	—	—
	18：2	—	47.4	—	—	—	52.6	—	—	—
	18：3	—	31.1	—	—	11.2	14.6	—	—	43.1
光増感酸化	18：1	—	49.1	50.8	—	—	—	—	—	—
	18：2	—	30.2	19.7	—	19.8	30.1	—	—	—
	18：3	—	21.6	14.3	—	15.3	15.7	—	12.0	21.1

（3）リポキシゲナーゼによる脂質過酸化

生体組織に存在するリポキシゲナーゼは不飽和脂肪酸に酸素を添加し，ヒドロペルオキシドを生成する酵素である。この酵素は非ヘム型の鉄を含む酵素であり，1,4-ジエン構造の二重結合に挟まれたメチレン基より水素を引き抜きラジカルとし，さらに二重結合の転移などを起こして，酸素を添加する。この反応は自動酸化の場合とは異なり，立体特異的に進行し，酵素の起源により異なった，特定の立体構造をもつヒドロペルオキシドが生成する。

　リポキシゲナーゼは，大豆，エンドウなどの豆類，小麦や大麦などの穀類，野菜，果物，きのこなど多くの食品に存在する。野菜や果物，きのこなどでは緑の香りとも呼ばれる青草臭やきのこ特有の香りの生成に関与している。大豆より豆乳を作るときの豆乳臭や大豆油製造の際の戻り臭などの原因ともなる。また，動物組織ではプロスタグランジンやロイコトリエンなどのエイコサノイドの生成に関与している。

3．活性酸素と生体

3．1　活性酸素の生体成分への影響

　活性酸素は非常に反応性が高く，発生したところの近傍にある分子を酸化する。基本的にはあらゆる生体成分が標的になるが，ここでは細胞内の主要な標的成分とその障害について記述する。

（1）タンパク質

　タンパク質は細胞の最も基本的な成分であり，ほとんどの生理作用の中核に位置するものである。したがって，活性酸素による障害は細胞機能の低下をもたらし，疾病や老化に直接つながるものである。活性酸素によるタンパク質への攻撃では，特定アミノ酸残基の酸化的修飾，ペプチド鎖の切断，重合などが起こる。これによりタンパク質は機能的に構成されている立体構造が損なわれ，その機能を失うことになる。酵素の場合は失活，レセプター機能をもつタンパク質の障害では機能不全となり，免疫機能などが損なわれる。

（2）核　　　酸

　遺伝情報をもつデオキシリボ核酸（DNA；deoxyribonucleic acid）やリボ核酸（RNA；ribonucleic acid）に対する活性酸素の障害は，正常なタンパク質合成の阻害，細胞分裂の障害，遺伝障害をもたらし，がんや死につながるものである。放射線被曝や薬物，たばこの煙などによる DNA 鎖の切断などが知られている。放射線照射では水の分解により生成したヒドロキシラジカルが作用物質となる。

（3）脂　　　質

　生体膜は脂質より構成されており，不飽和脂肪酸の多い複合脂質を主要な成分としている。また，リポタンパク質も不飽和脂肪酸に富む成分である。不飽和脂肪酸は特に活性酸素による攻撃を受けやすい物質であり，酸化されて過酸化脂質となる。膜脂質の過酸化は機能の障害をもたらすが，過酸化脂質はさらに自動酸化により自己増殖し，フリーラジカルや活性酸素を生成して，他の物質や組織に被害を増大させる。過酸化脂質は比較的寿命の長い活性酸素種であり，血流により体内の他の場所に移動して，遠隔した場所に障害を誘起する場合もある。過酸化脂質の蓄積は動脈硬化などの多くの疾病や老化をもたらす。

3．2　活性酸素と疾病

　活性酸素は多くの作用点をもち，重要な生理作用を行っているが，多くの疾病の原因ともなっている。何らかの形で活性酸素との因果関係が疑われている疾患は全疾患の9割を超えると考えられている（表2-6）。

　炎症は外来性微生物による感染を防御するため，白血球が多量に発生させる活性酸素による組織の障害である。心筋梗塞や脳梗塞などの多くの疾病の原因となる動脈硬化は，酸化変性した低密度リポタンパク質（LDL；low-density lipoprotein）を，マクロファージが貪食し，肥大化した泡沫細胞となって動脈壁に集積して形成される（図2-4）。アルツハイマー病やパーキンソン病などの老化にともない増加する脳神経

表2-6　活性酸素・フリーラジカルが関与する代表的疾患

障害組織	代 表 的 疾 患
循 環 器	心筋梗塞，不整脈，動脈硬化，血液攣縮，虚血再循環障害，セレン欠乏症
呼 吸 器	肺炎，感染症，肺線維症（制がん剤副作用），ARDS，パラコート中毒，喫煙障害，肺気腫，高酸素療法，インフルエンザ
脳神経系	脳浮腫，脳梗塞，脳出血，てんかん，脳血管攣縮，パーキンソン病，自律神経障害（Reilly現象），遅発性神経障害，脊髄損傷，神経原性肺浮腫
消 化 器	急性胃粘膜障害，胃潰瘍，潰瘍性大腸炎，クローン病，ベーチェット病，肺炎，肝硬変，薬物性肝障害，肝移植病態，各種の黄疸病態，膵炎
血 液 系	【白血球系】慢性肉芽腫症，白血病，AIDS，敗血症 【赤血球系】異常ヘモグロビン症（メトヘモグロビン，サラセミア，鎌状赤血球），ヘモクロマトーシス，プリマキン過敏症，夜間発作性血色素尿症，薬物性貧血，アカタラセミア 【他の血液成分】αI-酸性タンパクの障害，高脂血症，DIC，血小板異常症，出血性ショック
内 分 泌	糖尿病，副腎代謝障害，ストレス反応
泌 尿 器	糸球体腎炎，溶血性腎障害，薬物性腎障害，制がん剤の副作用，ファンコーニ症候群
皮 　 膚	火傷，日光皮膚炎，アトピー性皮膚炎，皮膚腫瘍
支持組織系	関節リウマチ，自己免疫疾患，膠原病
眼 　 科	未熟児網膜症，網膜変性症，白内障，角膜腫瘍
腫 　 瘍	喫煙による発がん，化学発がんとがん化学療法，放射線障害と放射線療法
医原性疾患	薬物障害，制がん剤の副作用（白血球減少症，ブレオマイシン肺線維症，アドリアマイシン心筋症，シスプラチン腎障害），光線療法（光増感剤），IVH（セレン欠乏など），高酸素療法
環境汚染性疾患	重金属障害，水俣病，シリコーシス，喘息，排気ガス性肺障害，水汚染による各種中毒
そ の 他	手術侵襲，アラキドン酸代謝病態，食中毒，壊血病

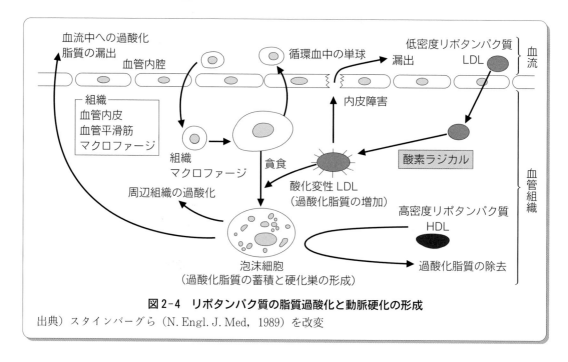

図2-4　リポタンパク質の脂質過酸化と動脈硬化の形成
出典）スタインバーグら（N. Engl. J. Med, 1989）を改変

系の疾患も，活性酸素が関与しているとの多くの証拠が報告されている。また，フェオフォーバイドなどによる光過敏症は，これらの光増感剤により発生する一重項酸素が関与している。

3.3　活性酸素とがん

　がんの発症も活性酸素と強い関係があることが明らかにされている。がんの発症は，正常細胞が遺伝子（DNA）の変異を起こし，がん抑制遺伝子やがん遺伝子の活性に変化をきたすことで増殖能が増し，さらに転移能や浸潤能といった悪性形質を獲得して発生すると考えられている。これは，現在最も一般的に受け入れられているがん発生のメカニズムであり，多段階発がん説（multi-step carcinogenesis）と呼ばれる。

　活性酸素は非常に高い反応性により，DNAやその他の生体分子を攻撃し，発がんのイニシエーションやプロモーションのいずれの過程にも重要な関与をしているとされる。また，逆にアドリアマイシンのようなキノン系制がん剤は，ヒドロキシラジカルなどの活性酸素を発生させて，がん細胞を攻撃している。

3.4　活性酸素と老化

　生命体の老化や寿命については不明のことが多く，未解明の問題である。しかし以下に述べるような，いわば多くの情況証拠により，フリーラジカルあるいは活性酸素と密接に関係のあることが明らかになってきている。

　動物の体重当たりの酸素消費量と最大寿命の関係をみたものが図2-5であるが，活性酸素生成量が大きいと考えられる，比較酸素消費量の多い動物は短命である。こ

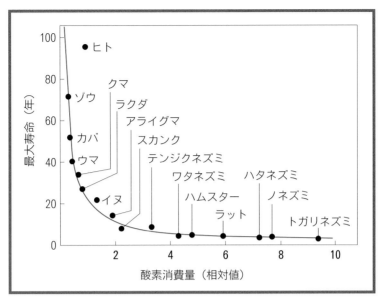

図 2-5　酸素消費量と最大寿命

のようにエネルギー代謝率の高い動物，言い換えれば活性酸素を多く発生する動物ほど短命であるということは，過度の運動をさせた動物の寿命が短くなる，体温の高い動物ほど短命になる，エネルギー制限をするとラットの寿命が延びるなど，多くの実験結果によっても支持されている。また，霊長類に属する動物では，脳ホモジネートの自動酸化速度が速いものほど短命であり（図 2-6），継代培養細胞やラットの過酸

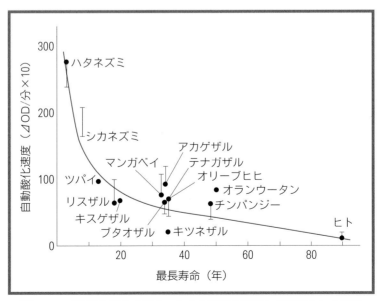

図 2-6　哺乳動物脳ホモジネートの自動酸化速度と最長寿命との関係

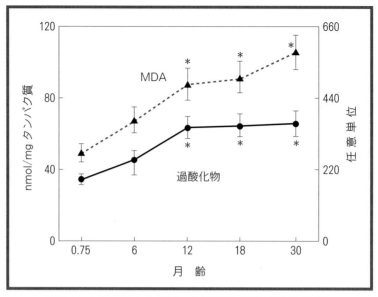

図2-7　加齢にともなうラット肝細胞の過酸化物量の変化

Wistar 系雄ラット（21日齢〜30カ月齢）での過酸化物濃度。
（●，2',7'-ジクロロフルオレセイン［DCF］の蛍光を増加させる低分
子過酸化物）とマロンジアルデヒドの量（▲，代表的過酸化物の一種
で蛍光強度で示す）は加齢にともない増加する。

化脂質は老化するにしたがって増加してくる（図2-7）。これに対し，フリーラジカ
ルや活性酸素を除去する効果をもつ，いわゆる抗酸化成分含量の多い動物は寿命が長
いことが示されている。

4．抗酸化物質（antioxidant）

　　活性酸素は多くの疾病や老化の原因となり，生体にとって非常に危険なものである
が，一方その強力な力を用いた生体防御機構も存在し（表2-7），いわば両刃の剣の

表2-7　活性酸素の生理作用と病理作用

生理作用	病理作用	
殺菌作用	炎　症	消化器潰瘍
循環制御	リウマチ	神経変性疾患
ホルモン作用の仲介	アレルギー	肺気腫
免疫作用発揮と調節	発がん	肺線維化症
転写因子活性化調節	動脈硬化症	肝炎
（レドックス制御）	心筋梗塞	膵炎
勃起・排卵制御	脳梗塞	糖尿病
細胞増殖制御	腎不全	白内障
アポトーシス	高血圧	その他多くの疾患
両生類の変態		

ような存在である。活性酸素は危険ではあるが，必然的に発生し，また発生させる必要もあるのである。このため，生体中には余分な活性酸素を除去する機構や物質が存在し，活性酸素を制御して生き延びてきたともいえるのである。

４．１　抗酸化酵素
（１）スーパーオキシドジスムターゼ

　スーパーオキシドジスムターゼ（SOD；superoxide dismutase）はスーパーオキシドを不均化して過酸化水素（H_2O_2）にする酵素である。不均化とは２つの同一種の物質から，異なる二種類の物質を生じる反応をいい，この場合は２つの O_2^- より H_2O_2 と O_2 を生成する反応である。SOD は活性中心に金属イオンを含む構造をしており，哺乳類のミトコンドリアには Mn を有する SOD，細胞質には Cu, Zn-SOD が存在している。また，細胞膜外側や結晶中には細胞外 SOD（extracellular SOD）が存在している（表2-8）。このとき生成する H_2O_2 は通常，カタラーゼやグルタチオンペルオキシダーゼにより除去されるが，金属イオンが存在するとフェントン（Fenton）反応により，非常に反応性の高いヒドロキシラジカルが発生する（図2-8）。

（２）カタラーゼ（catalase）

　H_2O_2 を不均化し，水と酸素にする酵素である。肝臓や赤血球に多く，活性中心にヘムを有している。

表2-8　抗酸化酵素の特性と分布

抗酸化酵素	基質	含有金属	サブユニット	分子量 (kDa)	KCN 感受性	分　布
Cu, Zn-SOD		Cu (Zn)	2	31.2	+	高等動植物の細胞質
EC-SOD (A, B, C)		Cu (Zn)	4 2	135	+	高等動物の体液と血管表面
Mn-SOD	O_2^-	Mn	4 2	80 40	−	高等動植物のミトコンドリアと細菌
Fe-SOD		Fe	2 1	40 20	−	細菌
Fe, Zn-SOD		Fe (Zn)	4	100	−	特定の細菌
カタラーゼ		Fe	4	240	+	高等動物ペルオキシソーム
グルタチオンペルオキシダーゼ (GSH-Px)	H_2O_2	Se	4	88	−	高等動物の細胞質およびミトコンドリア

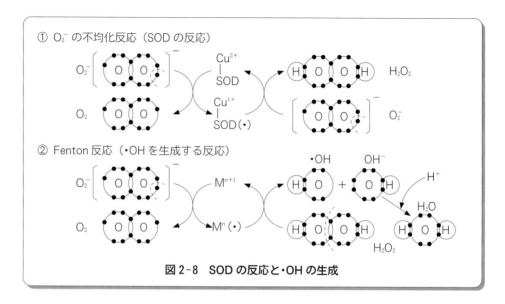

図 2-8　SOD の反応と・OH の生成

（3）グルタチオンペルオキシダーゼ

　カタラーゼと同じく H_2O_2 を除去する酵素である。還元型グルタチオンを補酵素とし，Se を活性中心にもつ酵素である。低い濃度の H_2O_2 と反応でき，生体内の H_2O_2 除去は主にこの酵素で行われている（図 2-9）。

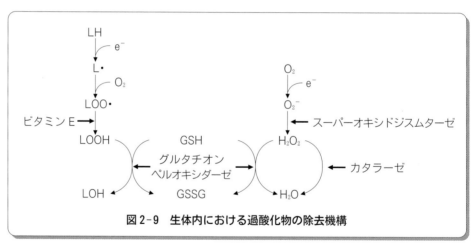

図 2-9　生体内における過酸化物の除去機構

GSH：還元型グルタチオン　　　　O_2^-：スーパーオキシドアニオンラジカル
GSSG：酸化型グルタチオン　　　　LH：脂肪酸
LOOH：脂肪酸過酸化物　　　　　　L・：脂肪酸ラジカル
　　　　　　　　　　　　　　　　LOO・：脂肪酸ペルオキシラジカル

4.2　低分子抗酸化物質

　生体内の抗酸化物質には，ラジカル捕捉能を有するラジカルスカベンジャー（radical scavenger）と一重項酸素などを消去するクエンチャー（quencher）があるが，活性酸素を生成する金属イオンをキレート作用により不活性化する物質も重要な

役割を担っている。ラジカルスカベンジャーはラジカルと結合し，ラジカル連鎖反応を切断するので，連鎖切断型抗酸化剤（chain-breaking antioxidant）ともいわれる。これらの多くは，フェノール性水酸基を有する，いわゆるポリフェノールである。ポリフェノール類はラジカルと反応すると自らがラジカルに変化するが，このラジカルは共鳴構造により安定化され，連鎖反応を停止させる（図2-10）。

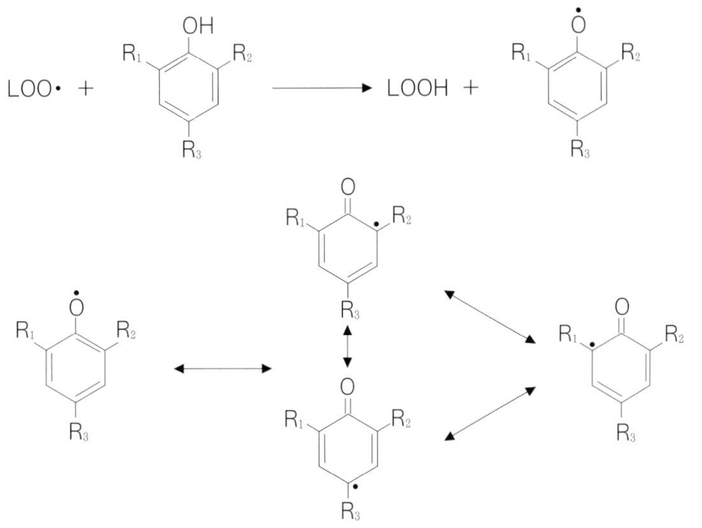

図2-10　フェノキシラジカルの共鳴安定化

（1）抗酸化ビタミン

1）トコフェロール類（ビタミンE）

ラジカル補足能を有する脂溶性ビタミンで，α，β，γ，δ-トコフェロールとα，β，γ，δ-トコトリエノールがある（図2-11）。脂質ペルオキシラジカルなどと反応し，ヒドロペルオキシドとすることで連鎖反応を切断し抗酸化効果を発揮する。この反応により自身はラジカルとなるが，このラジカルは共鳴により安定化されている。またトコフェロール類には，一重項酸素を消去する作用もあることが認められており，光増感酸化の防止にも有効である。

生体内の脂溶性物質，特に生体膜などの酸化防止に重要な役割があると考えられている。また，食用油脂の抗酸化剤としても大量に用いられている。

2）ユビキノール

ユビキノンは補酵素Qと呼ばれる酸化還元酵素の補酵素となる脂溶性ビタミンである。その還元型がユビキノールであり，ポリフェノール型の抗酸化効果がある（図2-12）。ミトコンドリア膜内での抗酸化機能が多数報告されている。

3）アスコルビン酸（ビタミンC）

非常に酸化されやすい水溶性ビタミンであり，酸化されてデヒドロアスコルビン酸

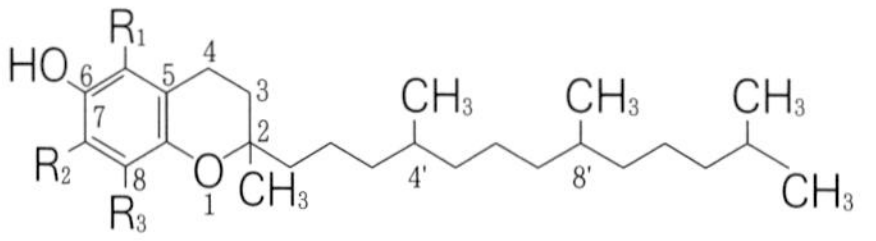

トコフェロール

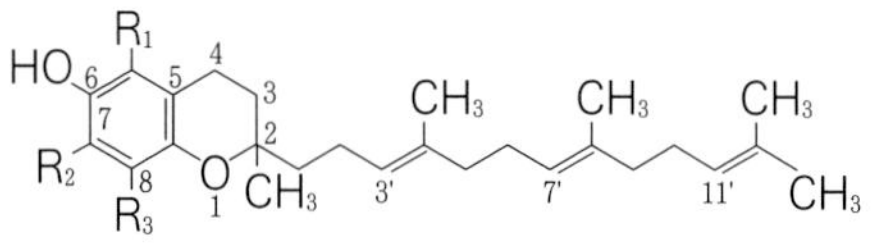

トコトリエノール

	トコフェロール	トコトリエノール
$R_1=R_2=R_3=CH_3$	α	α
$R_1=R_3=CH_3$，$R_3=H$	β	β
$R_1=H$，$R_2=R_3=CH_3$	γ	γ
$R_1=R_2=H$，$R_3=CH_3$	δ	δ
$R_1=R_2=R_3=H$	トコール*	トコトリエノール*

注）*自然界には存在しない。

図2-11　トコフェロールとトコトリエノールの構造

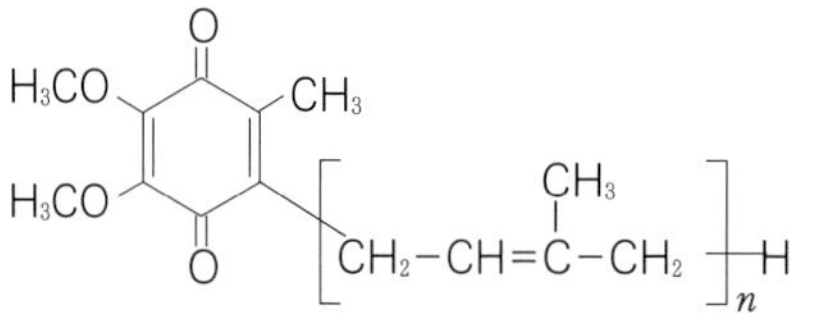

ユビキノン

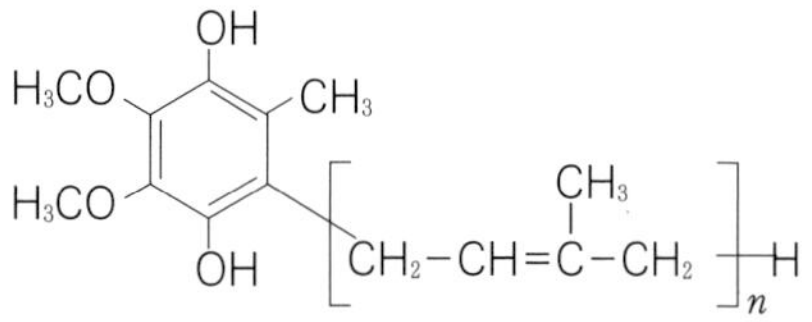

ユビキノール

図2-12　ユビキノンとユビキノール

（酸化型ビタミンC）となる（図2-13）。この強い還元性により水溶液中の一重項酸素やラジカル除去を行う。また，トコフェロールラジカルを還元してトコフェロールを再生したり（図2-14），その他のポリフェノール性抗酸化物質の抗酸化効果を強める相乗剤（シネルギスト）でもある。

4.3　カロテノイド

カロテノイドは動物，植物，微生物などに広く分布する黄，橙または赤色の色素である。一般にイソプレン（炭素数5個）を8個もつテトラテルペン（炭素数40個）誘導体の炭化水素をカロテン(carotene）類，それらの酸素含有誘導体をキサントフィル（xanthophyll）類と分類している（表2-9）。大部分は脂溶性であるが，キサントフィル類の中には糖類と結合して配糖体となったものなどがあり，水溶性のものも存在する。β-カロテンのようにβ-ヨノン環（β-ionon）をもつものは体内でレチノール（ビタミンA）に変換する，プロビタミンAである。

β-カロテンを600μg以上含有するものが緑黄色野菜とされている。β-カロテン

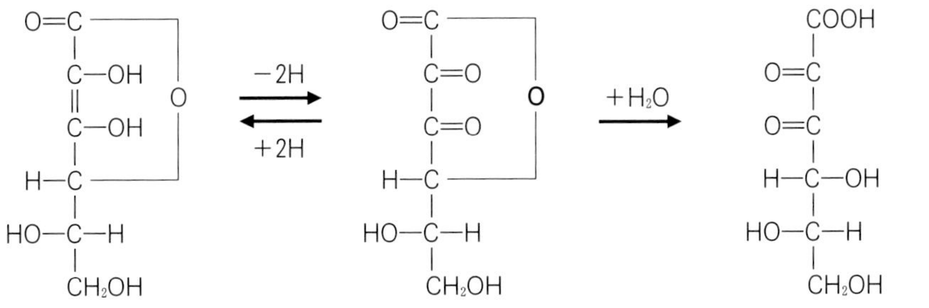

図2-13　アスコルビン酸からのデヒドロアスコルビン酸と2,3-ジケトグロン酸の生成

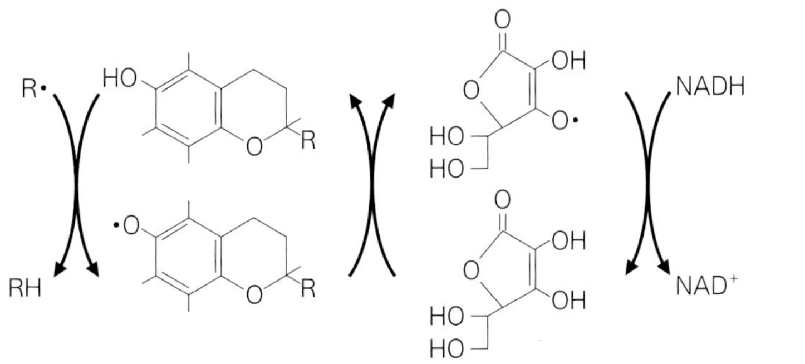

L-アスコルビン酸
（還元型）

デヒドロアスコルビン酸
（酸化型）

2,3-ジケトグロン酸

α-トコフェロール　　　　セミデヒドロアスコルビン酸ラジカル

フェノキシラジカル　　　　アスコルビン酸

図2-14　NADH依存のミクロゾーム酵素によるビタミンE再還元におよぼすビタミンCの効果

は一重項酸素の消去（quencher）活性があり，緑黄色野菜の生活習慣病や各種がん
に対する予防効果に主体的にかかわっているものと考えられている。しかし，最近，
フィンランドや米国で行われた，喫煙者にβ-カロテンを投与して，肺がん発症に対
する影響を解析する無作為割付臨床試験の結果では，罹患率を増加させたり，影響が
みられないなどの成績が示され，評価に混乱がみられている。

　プロビタミンAではないがリコペンにも強い抗酸化効果が報告されており，また他
のカロテノイド類にも抗酸化効果をもつものが多数存在することが推測されている。

4.4　ポリフェノール

　ポリフェノールとはフェノール性水酸基をもつ物質の総称であり，非常に多くの化
合物群が包含されている。これらは一般に渋味や苦味を有するものが多く，植物性食
品のアク味の要素でもある。フラボノイド類やアントシアニンのような色素となって

表 2-9　カロテノイド

名　称	化　学　式	所　在
β-カロテン	$C_{40}H_{56}$	にんじん，さつまいも，柑橘類，鶏脂，卵黄
α-カロテン	$C_{40}H_{56}$	にんじん，やし油，柑橘類，緑葉，鶏脂
γ-カロテン	$C_{40}H_{56}$	さつまいも，柑橘類，とうもろこし
リコペン (lycopene)	$C_{40}H_{56}$	トマト，すいか，にんじん，柿
クリプトキサンチン (cryptoxanthin)		柿，とうもろこし，柑橘類，卵黄
ルテイン (lutein)	$C_{40}H_{56}O_2$	鶏卵，さつまいも，かぼちゃ，カリフラワー，柑橘類，キウイフルーツ
フコキサンチン (fucoxanthin)	$C_{42}H_{56}O_5$	藻類
ビオラキサンチン (violaxanthin)	$C_{40}H_{56}O_4$	ブロッコリ，ほうれんそう，じゃがいも，さつまいも，柑橘類，りんご
ゼアキサンチン (zeaxanthin)	$C_{40}H_{56}O_2$	とうもろこし，ほうれんそう，鶏卵
カンタキサンチン (canthaxanthin)	$C_{40}H_{52}O_2$	さけ，ます，きのこ
カプサンチン (capsanthin)	$C_{40}H_{56}O_3$	とうがらし，パプリカ
ビキシン (bixin)	$C_{25}H_{30}O_4$	アナトー果実

いるもののほかに無色のものも多い。ポリフェノールオキシダーゼによる酵素的褐変反応の基質ともなっている。主なポリフェノール類は以下のようである。

（1）フェノールカルボン酸類

　ベンゼン環にカルボキシル基をもつ側鎖が結合したもので，C_6-C_1 の骨格をもつ安息香酸系と，C_6-C_3 の桂皮酸系が主なものである。これらにはベンゼン環に水酸基や

メトキシル基が置換した多くの誘導体があり（表2-10），さらにこれらの誘導体とキナ酸やシキミ酸などのカルボン酸がエステル結合したものなどや（図2-15），糖と結合して配糖体となっているものなど無数の種類がある。ほとんどの植物性食品に多くの種類が含まれているが，特にコーヒー生豆やゴボウに多い。クロロゲン酸などのコーヒー酸誘導体が主成分である。

表 2-10　フェノールカルボン酸類

系	名称	R_1	R_2	R_3	R_4	R_5
安息香酸系（C_6-C_1）	benzoic acid	H	H	H	H	H
	salicylic acid	OH	H	H	H	H
	m-hydroxy benzoic acid	H	OH	H	H	H
	p-hydroxy benzoic acid	H	H	OH	H	H
	pyrocatechuic acid	OH	OH	H	H	H
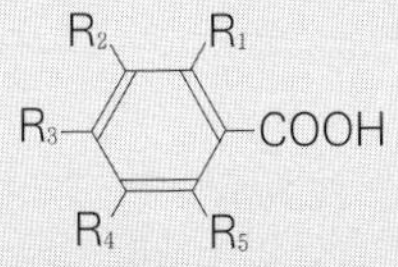	β-resorcylic acid	OH	H	OH	H	H
	gentisic acid	OH	H	H	OH	H
	γ-resorcylic acid	OH	H	H	H	OH
	protocatechuic acid	H	OH	OH	H	H
	vanilic acid	H	OCH_3	OH	H	H
	isovanilic acid	H	OH	OCH_3	H	H
	veratric acid	H	OCH_3	OCH_3	H	H
	α-resorcylic acid	H	OH	H	OH	H
	gallic acid	H	OH	OH	OH	H
	syringic acid	H	OCH_3	OH	OCH_3	H
桂皮酸系（C_6-C_3）	cinnamic acid	H	H	H	H	H
	o-coumaric acid	OH	H	H	H	H
	m-coumaric acid	H	OH	H	H	H
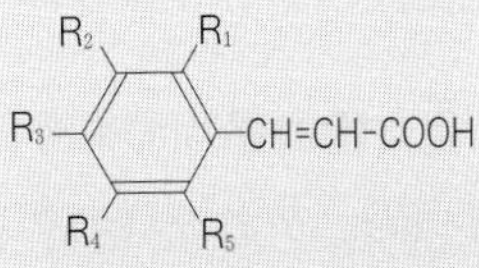	p-coumaric acid	H	H	OH	H	H
	caffeic acid	H	OH	OH	H	H
	ferulic acid	H	OCH_3	OH	H	H
	isoferulic acid	H	OH	OCH_3	H	H
	sinapic acid	H	OCH_3	OH	OCH_3	H

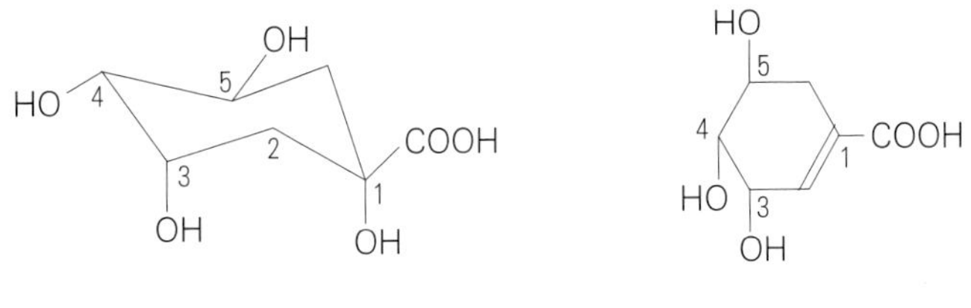

キナ酸　　　　　シキミ酸

図2-15　ポリフェノール類に結合しているカルボン酸

（2）フェノールアミン類

　同一分子にフェノール性水酸基とアミノ基をもつ化合物をいい（図 2-16），メタ，パラ位に水酸基を 2 つもつカテコールアミン系，オルト位に 1 つもつベンジルアミン系，パラ位に 1 つもつチラミン系，インドール環となっているインドール系などがある。チロシンやドーパなどのアミノ酸もこの仲間である。植物性食品中の含量は多くはないが，バナナ，ソラマメの鞘，黒コショウなど，酵素的褐変反応により黒色になる特徴がある。

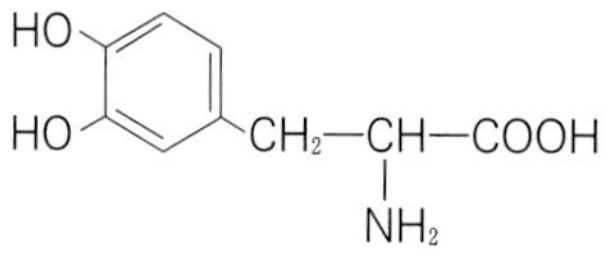

ドーパ 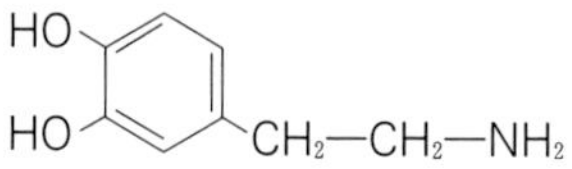　　　　　　　　　　　　　ドーパミン

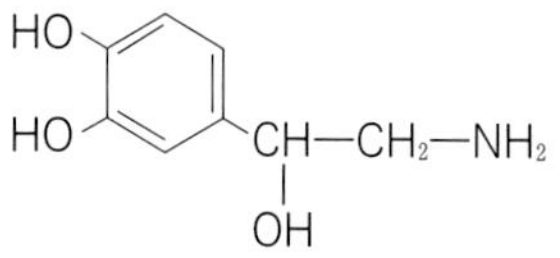

ノルアドレナリン 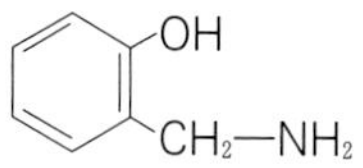　　　　　　サルチラミン 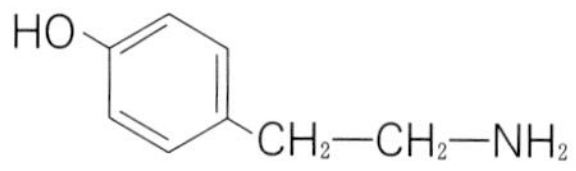　　　　　　チラミン

図 2-16　フェノールアミン類

（3）フラボノイド類

　フラボノイドとは C_6-C_3-C_6 の骨格をもつ一群の化合物の総称であり，フラバンを基準として多くのグループに分けられている（図 2-17）。それぞれのグループには水酸基の位置や配糖体の違いなどにより，ほとんど無数といえるほどの化合物が存在している。この中には赤や紫の鮮やかな色素であるアントシアニン類や，無色でタンニンの一種に分類されるカテキンなども含まれるが，通常これらは別格として扱われ，これら以外のものを狭義のフラボノイドとしている。

1）アントシアニン類

　イチゴ，ナス，ブドウなどの赤や紫の水溶性色素であり，アントシアニジンを基本骨格としている。アントシアニジンの種々の位置に水酸基が付いたアグリコンにグルコース，ガラクトース，ラムノースなどの糖が結合した多くの配糖体が存在する。B 環の水酸基の数やメトキシル基の数によりペラルゴニジン系，シアニジン系，デルフィニジン系などに大別されており，水酸基が多くなるほど紫が濃くなり，メトキシル基が多くなるほど赤色となる（図 2-18）。アントシアニジンはオキソニウムカチオン

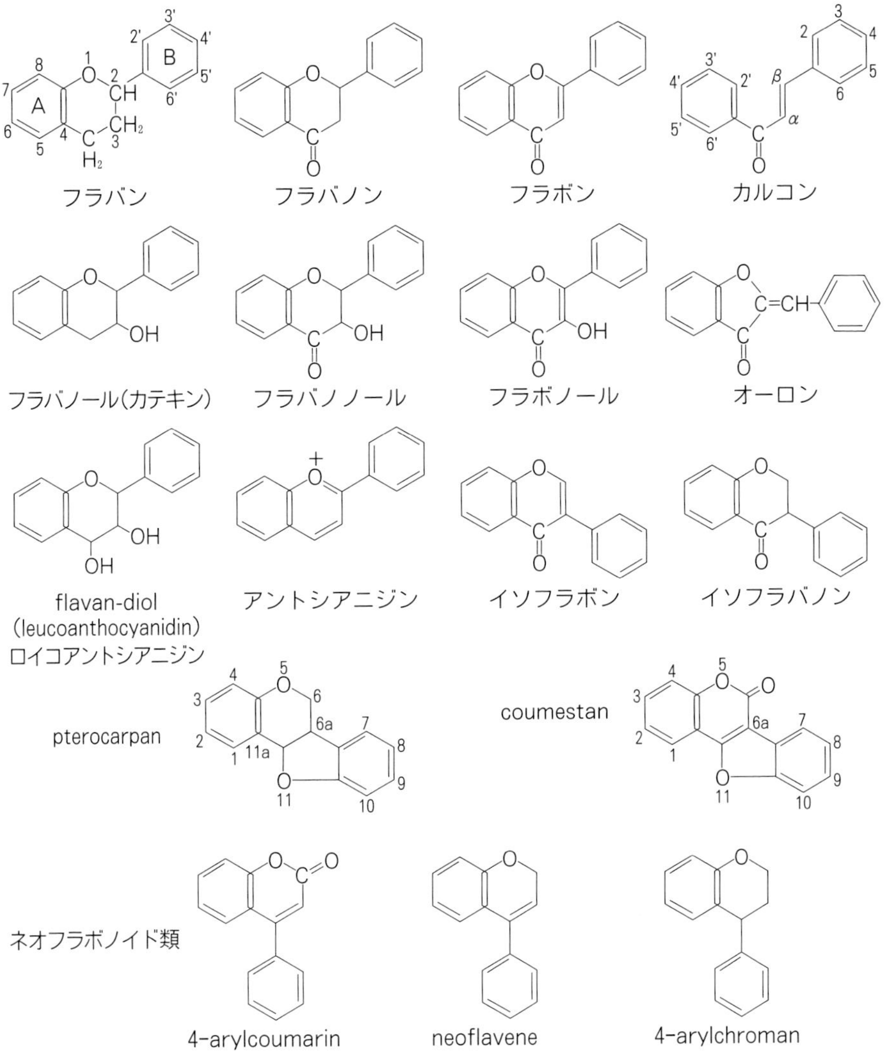

図 2-17 フラボノイドの基本骨格

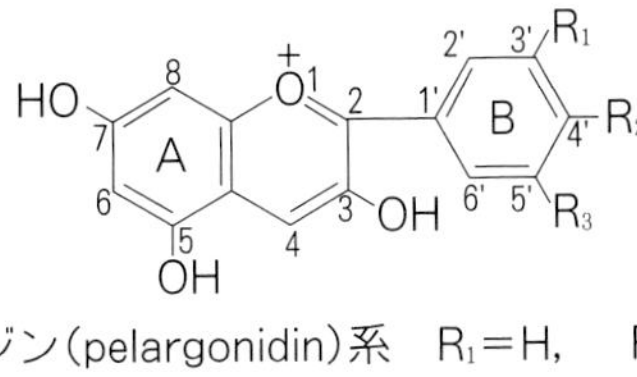

①ペラルゴニジン（pelargonidin）系　R₁=H,　　R₂=OH,　R₃=H
②シアニジン　　（cyanidin）系　　　R₁=OH,　R₂=OH,　R₃=H
③デルフィニジン（delphinidin）系　R₁=OH,　R₂=OH,　R₃=OH

図 2-18 アントシアニジン基本核

構造をしており，pH により変色し，不安定なため酸化されて褐変を起こしやすい。

　アントシアニンは酸性では赤色を呈し，中性に近づくと紫となり，アルカリ性では青色となる。梅干しに入れた紫しそや赤かぶの漬け物が赤色を呈するのはこのためである。赤ワインでアントシアニンの抗酸化性が注目されて以来，多くのアントシアニン含有食品の機能性が研究されている。

2）狭義のフラボノイド類

　フラバノン，フラバノール，フラボン，フラボノール，イソフラボン，カルコン骨格に水酸基や，メトキシル基をもつアグリコンに種々の糖が結合した膨大な数の配糖体が存在する（表 2-11）。ほとんどの植物，特に緑葉に多く存在する。一般に無色か淡黄色のものが多いが，カルコン類は黄色や赤色など強く着色している。フラボンやフラボノール誘導体は希アルカリで開環してカルコンとなる。ミカンの砂嚢をアルカリで剥皮すると濃い黄色となるのは，ヘスペリジンなどがカルコンとなるからである。

　ソバや茶に含まれるフラボノール配糖体のルチン（rutin）や大豆のイソフラボン誘導体の機能性が注目されている。

3）カテキンとタンニン

　タンニンは皮なめし（tanning）に由来しており，元来は皮をなめす性質のある植物成分を指す名称である。すなわち，渋味があり，タンパク質と反応して沈殿する性質をもつ，比較的高分子のポリフェノールを意味している。加水分解タンニンと縮合型タンニンに分類される。しかし，一般には無色のポリフェノール成分の総称として

表 2-11　主要なフラボン類アグリコン

名　称		構　造
フラボン	acacetin	5. 7-diOH-4'-OCH$_3$H$_3$
	apigenin	5. 7. 4'-triOH
	chrysoeriol	5. 7. 4'-triOH-3'-OCH$_3$
	diosmetin	5. 7. 3'-triOH-4'-OCH$_3$
	luteolin	5. 7. 3'. 4'-tetraOH
	kaempferol	3. 5. 7. 4'-tetraOH
	isorhamnetin	3. 5. 7. 4'-tetraOH-3'-OCH$_3$
	quercetin	3. 5. 7. 3'. 4'-pentaOH
	myricetin	3. 5. 7. 3'. 4'. 5'-hexaOH
フラバノン	isosakuranetin	5. 7-diOH-4'-OCH$_3$
	naringenin	5. 7. 4'-triOH
	hesperetin	5. 7. 3'-triOH-4'-OCH$_3$
	eriodictyol	5. 7. 3'. 4'-tetraOH
イソフラボン	daizein	7. 4'-diOH
	glycitein	7. 4'-diOH-6-OCH$_3$
	genistein	5. 7. 4'-triOH

用いられることが多く，カテキン類もタンニンとされることが多い。加水分解タンニンは酸，アルカリ，酵素タンナーゼなどにより加水分解されるもので，数個のフェノールカルボン酸が糖やフェノールとエステル結合している。加水分解により没食子酸を与えるガロタンニンと，エラーグ酸を与えるエラグタンニンに大別されている。クロロゲン酸もガロタンニンに含めることもある。縮合型タンニンは酸と加水分解しても分解されず，赤褐色不溶性の重合物を生じるもので，主にカテキンが重合したプロアントシアニジン（proanthocyanidin）が相当する（図2-19）。プロアントシアニジンは酸で加水分解すると赤褐色重合物の他にアントシアニジンを生成する。柿の渋や茶の渋味の成分である。

　カテキン類はフラバノール誘導体をいい，ガロイルエステル（没食子酸エステル）など多くの誘導体が存在する。また，プロアントシアニジンの構成成分としても広く分布している。茶にはカテキン類が多く，種々の機能性が注目されている。

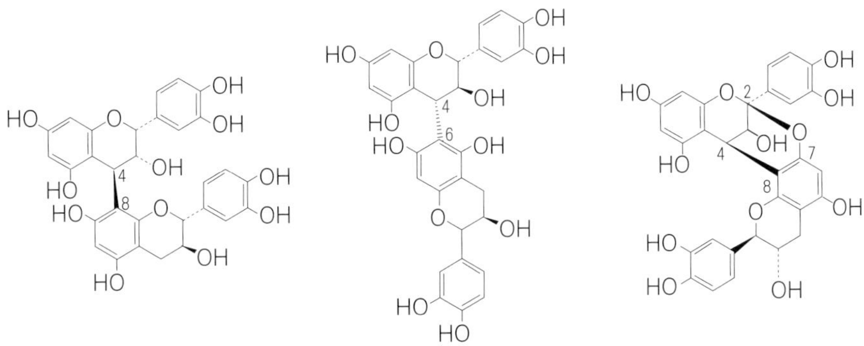

procyanidin B-1
（4β→8）

procyanidin B-8
（4α→6）

procyanidin A-1
（2β→7, 4β→8）

図2-19　プロアントシアニジンの基本的な縮合型式

（4）その他のフェノール性物質

　フェニルアラニンやチロシンより生合成される C_6-C_3 の基本骨格をもつ化合物をフェニルプロパノイドと総称するが，これが2分子あるいは4分子程度まで重合した化合物をリグナンと呼んでいる。ゴマに含まれるリグナン類の生理機能が注目されている。フェニルプロパノイドが多数重合したものが食物繊維の構成成分の一つ，リグニンである。リグニンは植物の木質部に多量に存在している。

4.5　生体内代謝物

　アミノ酸であるシステインは還元性のあるチオール基（SH基）をもち，抗酸化性を有する。タンパク質に存在する遊離チオール基や還元型グルタチオンも生体内では重要な活性酸素除去剤としてはたらいているとみなされている。また，プリン塩基の代謝産物である尿酸や，ヘムの代謝産物であるビリルビンも強い抗酸化作用があり，

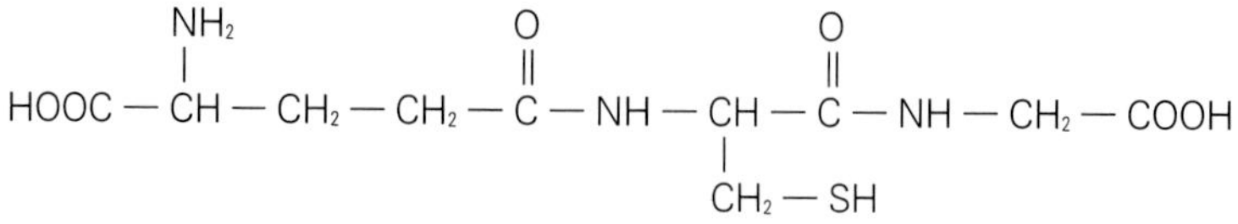

図 2-20　生体内抗酸化物質

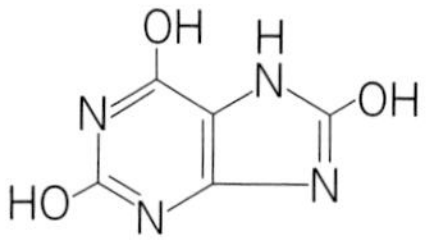

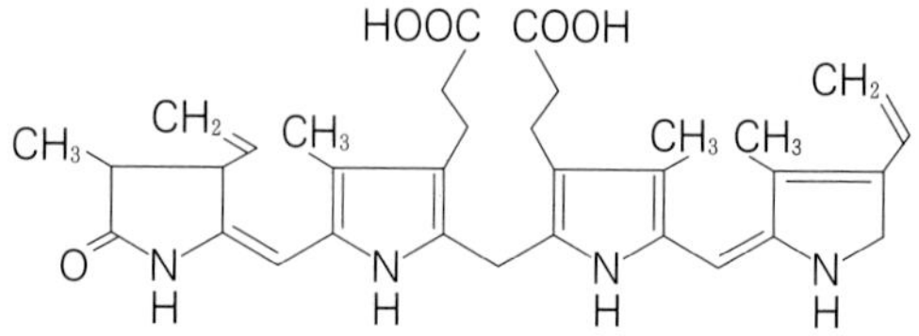

生体中でのはたらきは重要であると考えられている（図 2-20）。

4.6　金属キレート剤

　生体や食品中の鉄イオンや銅イオンなどの遷移金属イオンは，過酸化水素やヒドロペルオキシドを分解してヒドロキシラジカルやその他のラジカルを発生させる。そのため金属イオンのキレート剤は抗酸化作用をもっている。食品中ではキレート剤の効果はラジカル補足能をもつ抗酸化剤と併用すると高い効果を発揮するため，シネルギストとして扱われている。キレート能をもつ物質にはクエン酸，酒石酸，リンゴ酸のようなオキシカルボン酸，穀物に多いフィチン酸，リン酸などが知られている。また，アミノ・カルボニル反応による褐変物質のメラノイジンの抗酸化作用もキレート能によるものと考えられている。

　ポリフェノール類はラジカル補足能をもつ抗酸化剤であるが，鉄イオンなどとキレートを形成する作用もある。

4.7　合成抗酸化剤

　日本で使用が認められている食品添加物の酸化防止剤で，使用基準のあるものは12種である（表 2-12）。このうち，エチレンジアミン四酢酸（EDTA；ethylenediamine tetraacetic acid）塩とクエン酸イソプロピルは金属キレート剤である。エリソルビン酸類はアスコルビン酸の異性体であり，強い還元力による水溶性の合成抗酸化剤である（図 2-21）。ジブチルヒドロキシトルエン（BHT；dibutylated hydroxytoluene），ブチルヒドロキシアニソール（BHA；butylated hydroxyanisole），没食子酸プロピル（PG；propyl gallate）はフェノール性合成抗酸化剤（図 2-22），dl-α-トコフ

ェロールは合成品であるためラセミ体となっている。天然のα-トコフェロールはd
型である。BHT と BHA は発がん性の疑いがもたれ使用が少なくなっている。

表2-12　使用基準のある食品添加物名

名　　称	略　号
エチレンジアミン四酢酸カルシウム二ナトリウム	EDTA・Ca 2Na
エチレンジアミン四酢酸二ナトリウム	EDTA・2Na
エリソルビン酸	
エリソルビン酸ナトリウム	
グアヤク脂	
クエン酸イソプロピル	
L-システイン塩酸塩	
ジブチルヒドロキシトルエン	BHT
dl-α-トコフェロール	
ノルジヒドログアヤレチック酸	NDGA
ブチルヒドロキシアニソール	BHA
没食子酸プロピル	PG

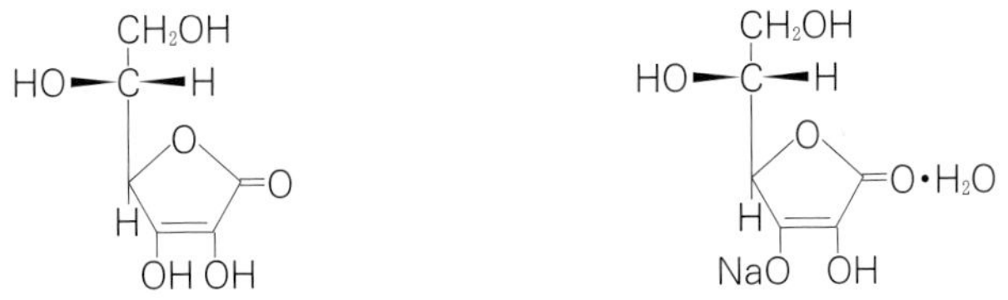

エリソルビン酸　　　　エリソルビン酸ナトリウム

図2-21　エリソルビン酸とエリソルビン酸ナトリウム

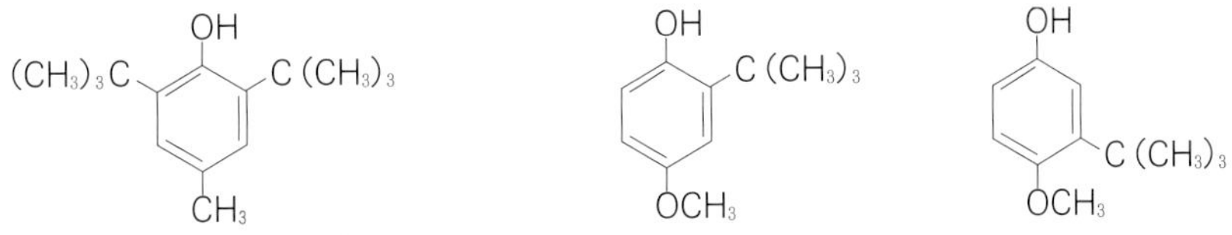

3-異性体　　　　2-異性体

ジブチルヒドロキシトルエン（BHT）　　ブチルヒドロキシアニソール（BHA）

図2-22　BHT と BHA

5.　抗酸化機能食品

　　活性酸素は多くの疾病の原因となり，がんや老化との関連も明らかにされつつある。このため，活性酸素除去機能を有する抗酸化成分や，それを含有する食品の疾病予防，特に生活習慣病といわれる，動脈硬化，糖尿病，がんなどに対する予防効果が期待されている。また，老化の進展を防止することにも注目が集まっている。

　　生物種の最大寿命が組織中の抗酸化酵素や抗酸化物質濃度と正の相関があること，動物実験による抗酸化物質と種々の疾病要因との関連，疫学的な調査結果など，この仮説を支持するものが多く発表されている。世界癌研究基金が1997年に報告した「食物・栄養と癌の予防——国際的視点から」には，がんリスクを低下または上昇させる食品などのリストがとり上げられている（表2-13）。がん予防に効果が期待された β

表2-13　食品とがんリスク

	口腔	鼻咽頭	喉頭	食道	肺	胃	膵臓	胆のう	肝臓	大腸	乳房	卵巣	子宮体部	子宮頚部	前立腺	甲状腺	腎臓	膀胱
野 菜	↓↓		↓↓	↓↓↓	↓↓↓	↓↓↓	↓↓		↓			↓						↓↓
果 物	↓↓↓		↓↓	↓↓↓	↓↓↓	↓↓↓	↓↓				↓↓	↓		↓			↓	
食事からのカロテン類				↓	↓↓	↓				↓	↓			↓				
食事からのビタミンC	↓			↓	↓	↓↓	↓							↓		↑(ヨード)		
食事からのミネラル					↓(セレン)													
穀 類				↑		↓(全粒)												
でんぷん						↑				↓								
食物繊維							↓											
茶						↓												
身体活動					↓					↓↓↓(結腸のみ)	↓							
冷蔵庫						↓↓↓												
アルコール	↑↑↑		↑↑	↑↑	↑↑	↑↑			↑↑↑	↑↑	↑↑							
塩 分		↑↑↑(塩漬魚)				↑↑												
肉 類							↑			↑↑	↑						↑	↑
卵 類										↑								
調理法						↑(加熱調理)				↑(加熱調理)								
動物性脂肪					↑(全脂肪と飽和脂肪)					↑(全脂肪と飽和脂肪)	↑(全脂肪と飽和脂肪)		↑(飽和脂肪のみ)		↑(全脂肪と飽和脂肪)			
コレステロール					↑		↑											
牛乳と乳製品																	↑	
糖 類										↑								
熱いマテ茶	↑			↑														
コーヒー																		↑
食品汚染									↑↑(アフラトキシン)									
肥 満								↑		↑	↑↑		↑↑↑				↑↑	
体格要因											↑(成人期の高身長)	↑↑↑(成人前の急速な成長)						
喫 煙	↑↑↑	↑↑↑	↑↑↑	↑↑	↑↑↑	↑↑	↑↑		↑↑								↑↑	↑↑

↓↓↓ 確実にリスクを低下。　↓↓ おそらく確実にリスクを低下。　↓ リスクを低下させる可能性がある。
↑↑↑ 確実にリスクを上昇。　↑↑ おそらく確実にリスクを上昇。　↑ リスクを上昇させる可能性がある。

出典）世界癌研究基金（1997）より作成

−カロテンを，肺がんに対するリスクの大きい喫煙者に投与したフィンランドや米国での無作為割付臨床試験では，逆に肺がんのリスクが大きくなる結果が得られ，まだ多くの未解決な問題があることが明らかにされている。

5.1 野菜類・果実類

　野菜，果物を充分に摂る食事が種々の疾病やがんのリスクを下げることはほぼ確定的なものとみなされている。野菜は総体的にトコフェロール，アスコルビン酸，カロテン類，ポリフェノールなどの抗酸化成分を豊富に含むものが多く，食物繊維にも富むからである。アメリカ国立がん研究所が1990年に始めたがん予防のためのデザイナーズ・フードプログラムでは，約40種の食品をピラミッド状に配置し推奨しているが，にんにくをはじめとする野菜類が上位に位置している（図2-23）。また，米国における疫学調査では，野菜と果物を多く摂取する人の，脳卒中と心臓病での死亡率の低下が報告されている。

　しかし，個々の野菜やその特定の成分で，実際に人体で効果が確認されたものはそれほど多くはない。最近，トマトのリコピンが心筋梗塞と前立腺がんのリスクを低減すると報告され，注目されている。ところが，脳卒中や心臓病などのリスクの高い人に対するトコフェロールの投与は，リスクを上げも下げもしないとの調査結果も報告されており，先に記した β-カロテンの結果と合わせ，今後の課題である。

　野菜，山菜，ハーブなどの抗酸化性については，多くのスクリーニングの結果や抗酸化成分の検索が行われている。植物種ではシソ科やキク科，タデ科などに活性の強

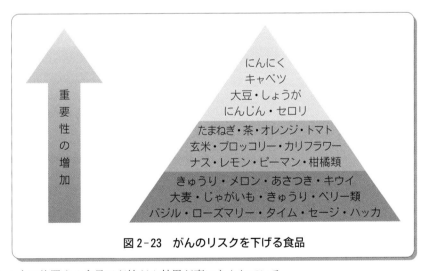

図2-23　がんのリスクを下げる食品

（図中）
重要性の増加

にんにく
キャベツ
大豆・しょうが
にんじん・セロリ
たまねぎ・茶・オレンジ・トマト
玄米・ブロッコリー・カリフラワー
ナス・レモン・ピーマン・柑橘類
きゅうり・メロン・あさつき・キウイ
大麦・じゃがいも・きゅうり・ベリー類
バジル・ローズマリー・タイム・セージ・ハッカ

注）＊上に位置する食品ほど抗がん効果が高いとされている。
　　＊現在40種類程度の食品がリストアップされているが，日本で入手可能な食品を中心にまとめてある。
　　＊ベリー類とは「ストロベリー（イチゴ）」「ブルーベリー」といった「××ベリー」と呼ばれる果物である。

いものが多く，活性成分ではケルセチンなどのフラボノイド類，アントシアニン，プロアントシアニジン，タンニンなど非常に多くのポリフェノール成分が明らかになっている（表 2-14）。

表 2-14　食品のタンニン含量

食品名	％乾物	食品名	％生
もろこしきび	0.04〜6.88	り　ん　ご	0.08〜0.12
し こ く び え	0.04〜2.02	な　　　し	0.08〜0.12
く ろ だ い ず	0.04	せいようすもも	0.08〜0.15
さ　　さ　　げ	0.14〜1.03	い　ち　ご	0.10〜0.15
そ　ら　ま　め	0.06〜0.87	くろすぐり	0.21〜0.37
いんげんまめ	0.32〜1.12	せいようすぐり	0.06〜0.10
りょくとう	0.06〜0.80	ぶどう（白）	0.10
あ　ず　き	0.29〜0.37	ぶどう（赤）	0.90〜0.95
き　ま　め	0.10〜1.71	キ　ウ　イ	0.04〜0.06
しかくまめ	0.40〜1.60	な　つ　め	0.11

出典）中林敏郎：食品の変色の化学，光琳，1995. より作成

5.2　茶

　緑茶を多く飲む地域では胃がんの発症が少ないという地域相関研究の結果や，緑茶に多く含まれるカテキン類が強い抗酸化性を有していることなどから，その機能性が注目されている。茶のポリフェノールは 70 種以上明らかにされており，緑茶では 11〜16 ％の含量である。そのうちの 80〜95 ％がカテキン類である（図 2-24）。

　カテキン類は，試験管内でがん細胞のアポトーシスを誘導することや，がん細胞の

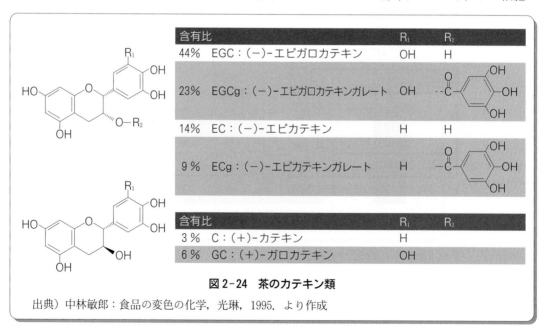

図 2-24　茶のカテキン類

出典）中林敏郎：食品の変色の化学，光琳，1995. より作成

DNAを損傷することなどが報告されている。また，動物実験においては，移植がんや発がん物質によるがんの発症や転移の抑制などの結果が報告されている。しかし，大規模な疫学調査では胃がんリスクを低下させるとする報告と，影響がみられないとする報告がある。

　カテキン類には胃のピロリ菌や口内細菌に対する殺菌作用もあることから，胃潰瘍や虫歯の予防に効果があるとの報告がある。

5.3　香辛料

　香辛料は古くより食品保存に有用であることが知られており，食品脂質の酸化防止の目的で，抗酸化性についての研究が行われた。原料植物種では，野菜などと同様にシソ科のものに活性の強いものが多く，また多くの香辛料の抗酸化物質が明らかにされている。

　主なものでは，ローズマリーよりのカルノソールやロスマノール，オレガノよりのプロトカテキュ酸エステル，クローブやナツメグのオイゲノール，タイム中のチモール，とうがらし辛味成分のカプサイシンなどがある（図2-25）。カレー粉の黄色色素

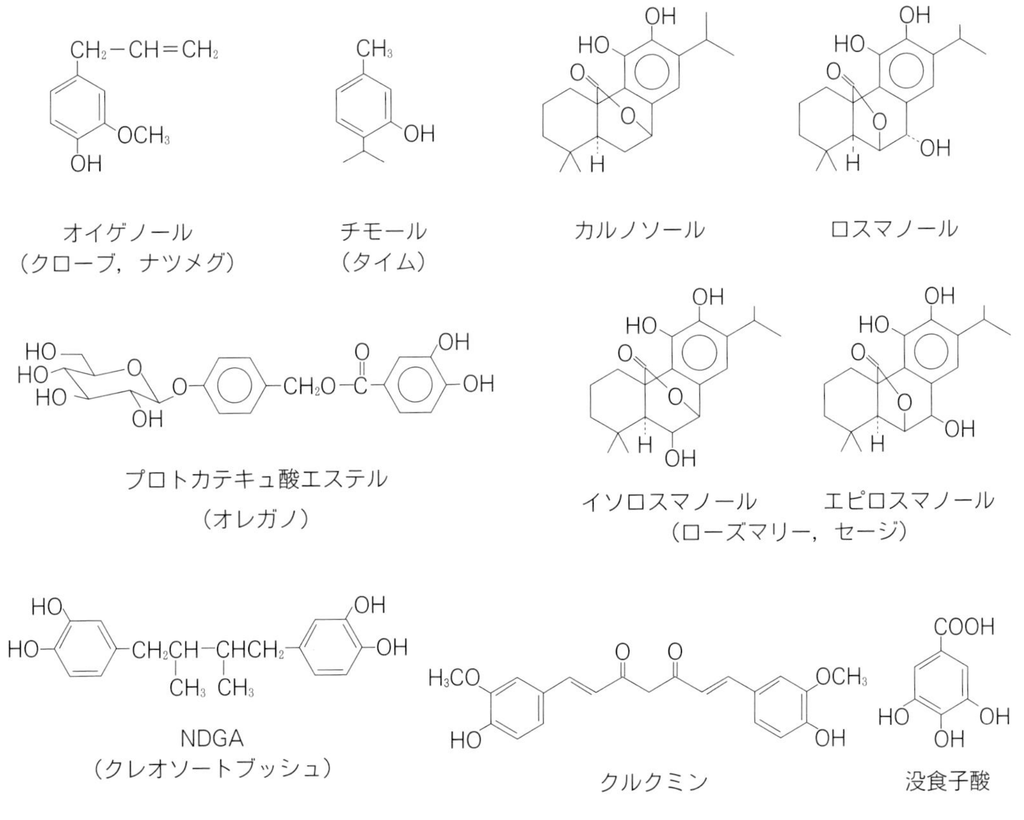

図2-25　代表的な香辛料に含まれる抗酸化成分

として知られるウコンに存在するクルクミンはジケトン系の抗酸化物質である。また，グアヤク脂やクレオソートブッシュに含まれるノルジヒドログアヤレチック酸（NDGA）は食品添加物として認定され，抗酸化剤として使われている。

5.4　ご　　　ま

　　ごま油は非常に酸化安定性が優れていることが知られている。ごま油の抗酸化性はセサモールと γ-トコフェロールによるとされてきたが，現在では以下のように説明されている。

　　ごま種子にはセサミン，セサモリンなどのリグナン類が約 1 ％含有されているが（図 2-26），これらは油系の相では抗酸化作用はほとんど示さない。ごまサラダ油精製の際の酸性白土を用いた脱色工程で，セサモリンは転移反応などにより強い抗酸化作用をもつセサミノールとなる。また，焙煎ごま油製造ではセサモリンは加熱により分解されて抗酸化物質のセサモールとなる。すなわち，ごまサラダ油ではセサミノール，焙煎ごま油ではセサモールが主となる抗酸化物質である。

　　ごま種子に最も多く含まれている（約0.5％）リグナンであるセサミンは油系では抗酸化作用を示さない。しかし，最近の研究で，このセサミンがアルコール代謝を促進することが明らかにされ，また，ラットにおいて発がん物質ニトロソアミンによる

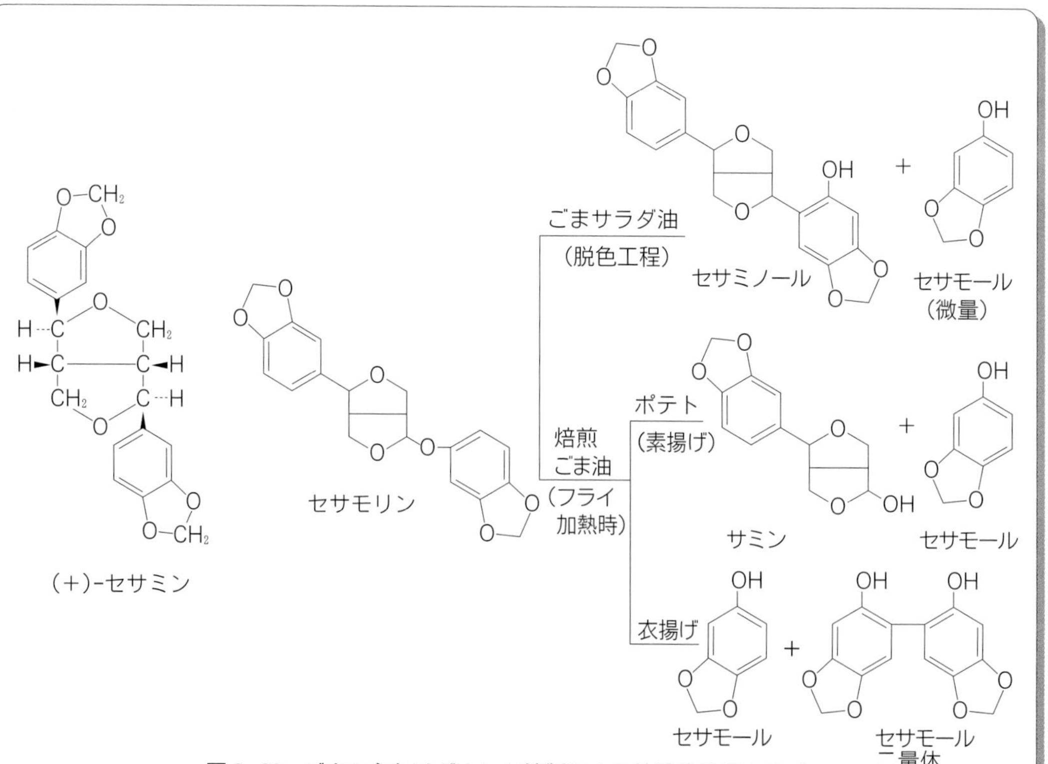

図 2-26　ごまの主なリグナンと精製による抗酸化物質の生成

肝がんの発生を抑制することが報告され注目されている。

5.5 ココア・チョコレート

　ココアやチョコレートには，強い抗酸化性がある。主な抗酸化物質はポリフェノールのカテキン類，プロアントシアニジンなどであり，ココア製品では7.0～13.0％と豊富に含まれている。これらはラットやヒトの血清LDLの酸化速度を遅延することが示されており，心筋梗塞などの予防に効果が期待されている。しかし，チョコレートには大量の脂質や糖質が含まれ，エネルギー過剰や肥満をまねく恐れもあり，食生活全体のバランスを考慮すべき問題である。

5.6 赤ワイン

　フランスでは，脂肪摂取量の高い食事にもかかわらず，心筋梗塞などの疾病が少ないとされ（図2-27），いわゆるフレンチ・パラドックスと呼ばれている。この理由が赤ワインの消費量と結びつけて考えられている。赤ワインは醸造するときに皮や種子を一緒に仕込んでおり，アントシアニンやタンニンの一種プロアントシアニジンを豊富に含有する。そのため，それらの抗酸化作用により心臓病のリスクが低減されてい

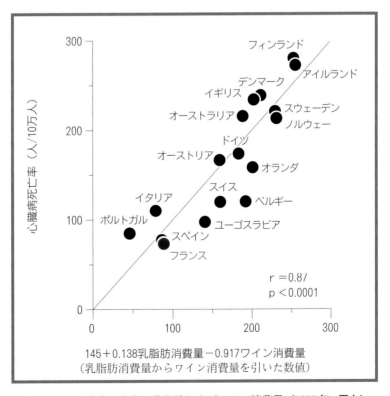

図2-27　心臓病死亡率と乳脂肪およびワイン消費量（1987年，男女）
出典）S. Renaud のデータ（Lancet.：339：1523-26，1992）より作成

る，というのがこのパラドックスである。また，最近では，同じくポリフェノールの
レスベラトロールの抗酸化性や核内受容体の活性化作用についても注目されている。
しかし，この説は広範な疫学調査に基づくものではなく，アルコール摂取の健康に対
する影響も含め，未解決な問題である。

5.7　その他の食品

　大豆サポニンは渋味や苦味などの不味物質として報告されたが，抗酸化性も有する
ことが明らかにされている。また，大豆のポリフェノールであるイソフラボン類は，
女性ホルモンのエストロゲンと似た作用を示し，骨粗しょう症予防などの機能性が注
目されている。黒豆や小豆にはアントシアニン色素やプロアントシアニジンが抗酸化
物質として報告されている。

　穀類では米ぬかより得られる γ-オリザノール（γ-oryzanol，フェルラ酸のステ
ロールあるいはトリテルペンアルコールとのエステル）が食品添加物となっている。

　また，そばからは大量に含まれるルチン（玄そば 100g あたり 20mg 前後）以外に

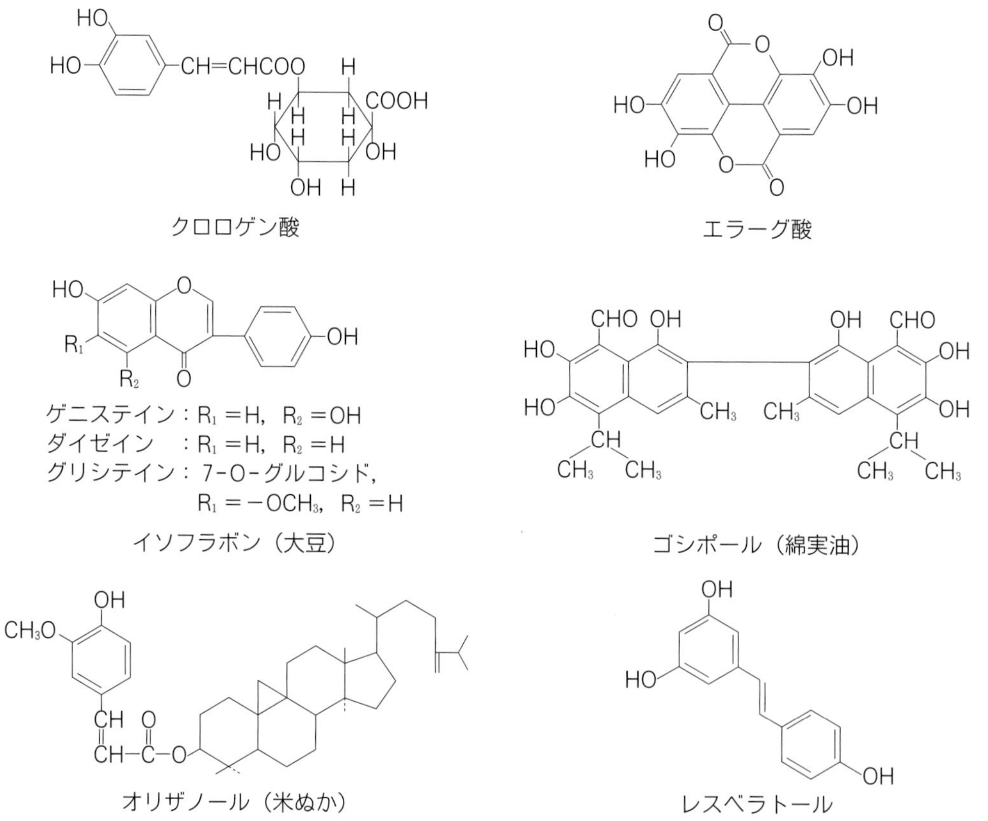

クロロゲン酸　　　　　　　　　　　　　　　エラーグ酸

ゲニステイン：R_1＝H，R_2＝OH
ダイゼイン　　：R_1＝H，R_2＝H
グリシテイン：7-O-グルコシド，
　　　　　　　R_1＝−OCH₃，R_2＝H

イソフラボン（大豆）　　　　　　　　　　ゴシポール（綿実油）

オリザノール（米ぬか）　　　　　　　　　レスベラトール

図 2-28　種々の抗酸化物質

種々のカテキン類，プロアントシアニジンの存在が明らかになっている。

　油糧種子では綿実のゴシポールが古くより抗酸化成分として知られている。また，きのこ類ではイグチ科に属するキノコ類の色素であるバリエガト酸などが抗酸化物質として報告されている。

5.8　食品の抗酸化能評価法

　食品の抗酸化能の評価には，種々の対象についての様々な原理による多くの測定法が行われている。主な方法には，ORAC法，DPPH ラジカル消去活性，Folin-Ciocalteu法，SOD様活性測定などがあるが，測定法により得られる数値が異なるため，統一的な測定法が求められている。

ORAC（Oxygen Radical Absorbance Capacity）法：ラジカル発生剤 AAPH (2,2'-azo-bis(2-amidinopropane) dihydrochloride)より発生するラジカルにより，蛍光物質Fluorescein（3',6'-dihydroxyspiro[isobenzofuran-1[3H],9'[9H]-xanthen]-3-one）が分解されるのを阻止する能力を，標準抗酸化剤Trolox⊙(6-hydroxy-2,5,7,8-tetramethylchroman-2-carboxylic acid）と比較しマイクロモルTrolox当量/グラム（μmol TE/g）単位であらわしたもの。

DPPH（1,1-diphenyl-2-picrylhydrazyl）ラジカル消去活性：安定な有機ラジカルであるDPPH・と抗酸化物質を反応させ，DPPH・の520nmの吸光度の低下を，濃度既知のTroloxと比較した値。

Folin-Ciocalteu法：試料の電子供与反応がFolin-Ciocalteu試薬を還元する能力を測定する方法で，総ポリフェノール量の測定法として知られる。

SOD様活性測定：キサンチンオキシダーゼをヒポキサンチンに作用させて生成する，スーパーオキシドラジカル（$O_2^-\cdot$）を標識物質で検出し，試料の$O_2^-\cdot$消去能を既知活性のSODと比較する方法。

　ORAC法は米国農務省（USDA）と国立老化研究所（National Institute on Aging）の研究者らにより開発された抗酸化力の指標で，食品中の抗酸化力を分析する方法として優れており，米国農務省のホームページに野菜・果物などの食品素材や加工食品に至るまでのデータベースが掲載されている。わが国では従来DPPH法の測定例が 最も多く発表されているが，ORAC法を標準法とする機運となっている。

表 2-15　野菜，果物のORAC値（米国）

野菜，果物	L-ORAC（μmol TE/g）	H-ORAC（μmol TE/g）	TAC（μmol TE/g）
アスパラガス（生）	1.02 ± 0.18	29.15 ± 2.20	30.17
スナップエンドウ（生）	0.55	2.13	2.67
白いんげん豆（乾燥）	4.54	20.19	24.74
うずら豆（乾燥）	4.22 ± 0.14	119.37 ± 4.57	123.59
赤いんげん豆（乾燥）	0.09	144.04	144.13
小豆（乾燥）	3.82	145.39	149.21

ブロッコリー（生）	1.72 ± 0.24	14.18 ± 2.04	15.9
キャベツ（生）	0.20 ± 0.05	13.39 ± 1.58	13.59
ニンジン（生）	0.59 ± 0.14	11.56 ± 1.79	12.15
カリフラワー（生）	0.37	6.1	6.47
セロリ（生）	0.41 ± 0.07	5.33 ± 2.05	5.74
トウモロコシ（生）	1.35	5.93	7.28
キュウリ（皮付き）	0.28 ± 0.03	0.87 ± 0.18	1.15
キュウリ（皮なし）	0.11 ± 0.05	1.12 ± 0.25	1.23
なす（生）	0.24	25.09	25.33
玉レタス（生）	1.03 ± 0.52	13.21 ± 10.77	14.24
タマネギ（生）	0.12 ± 0.03	10.17 ± 1.89	10.29
ピーマン（生）	0.14 ± 0.03	5.44 ± 1.21	5.58
じゃがいも（生）	0.49 ± 0.12	10.10 ± 2.12	10.59
カボチャ（生）	0.69	4.14	4.83
ラディッシュ	0.26 ± 0.12	9.28 ± 1.31	9.54
ホウレンソウ	4.2	22.2	26.4
サツマイモ（生）	0.44 ± 0.11	8.58 ± 1.15	9.02
トマト（生）	0.24 ± 0.07	3.13 ± 0.69	3.37
リンゴ（フジ）	0.21 ± 0.11	25.72 ± 6.96	25.93
アプリコット	0.32	13.09	13.41
アボカド，ハース	5.52 ± 1.85	13.81 ± 3.58	19.33
バナナ	0.66 ± 0.14	8.13 ± 1.02	8.79
ブラックベリー	1.03 ± 0.32	52.45 ± 8.94	53.48
ブルーベリー 栽培品	0.36 ± 0.18	61.84 ± 7.75	62.2
ブルーベリー 野生種	0.51	92.09	92.6
サクランボ	0.17 ± 0.12	33.44 ± 3.43	33.61
ブドウ（マスカット）	−	11.18 ± 1.66	11.18
レッドグレープフルーツ	0.35 ± 0.10	15.13 ± 3.36	15.48
ハニーデュー	0.11 ± 0.05	2.30 ± 0.92	2.41
キウイ	0.27 ± 0.14	8.91 ± 2.04	9.18
マンゴー	0.14	9.88	10.02
ネクタリン	0.29 ± 0.21	7.20 ± 2.62	7.49
ネーブルオレンジ	0.29 ± 0.13	17.85 ± 3.79	18.14
桃	0.50 ± 0.07	18.13 ± 4.35	18.63
西洋なし green cultivars	0.56 ± 0.15	18.56 ± 2.53	19.11
パイナップル	0.29 ± 0.15	7.64 ± 2.12	7.93
プラム	0.17 ± 0.10	62.22 ± 20.22	62.39
ラズベリー	1.6 ± 0.66	47.65 ± 7.18	49.25
イチゴ	0.36 ± 0.25	35.41 ± 4.24	35.77
タンジェリン	0.07 ± 0.01	16.13 ± 3.44	16.2
スイカ	0.19 ± 0.04	1.23 ± 0.17	1.42

文　　献

●参考文献

・中村　良・川岸舜朗・渡辺乾二・大澤俊彦：食品機能化学，三共出版（1989）

・坪野吉孝：食べ物とがん予防，文芸春秋（2002）

・大柳善彦・井上正康：活性酸素と老化制御，共立出版（2001）

・浅田浩二・中野　稔・柿沼カツ子　編：活性酸素測定マニュアル，講談社（1992）

・二木鋭雄・島﨑弘幸・美濃　真：抗酸化物質，学会出版センター（1994）

・日本化学会編：活性酸素種の化学，学会出版センター（1990）

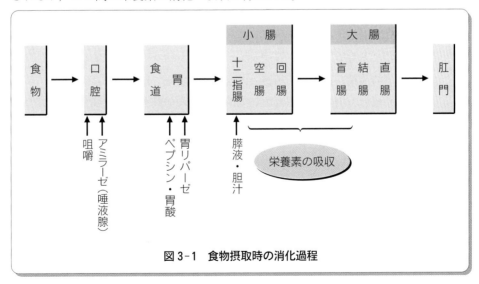

本文外：

第 3 章

消化吸収促進と代謝改善機能

1. 消化と吸収のメカニズム

1.1 消 化

　近年，健康の維持・増進のための食事，生活習慣病などの予防・治療のための食事など，「食」の問題が重要視されている。個体の生存に必須の栄養素が生体内でどのように分解され，吸収されているかを理解することは，重要なことである。

　一般に消化・吸収といわれるが，消化とは，消化管にとり入れられた栄養素（高分子化合物）を吸収できるような低分子まで分解することであり，一方，吸収は，消化された栄養素（低分子化合物）を消化管の吸収上皮細胞を通して血管またはリンパ管内にとり入れることである。

　食物は口から摂取し，口腔，食道，胃，小腸，大腸で消化・吸収され肛門より排泄されるが，この間に栄養素は消化・吸収が行われる。

図 3-1　食物摂取時の消化過程

　食物を摂取するとまず口腔内で咀嚼によって細砕し，消化酵素との接触面積を大きくして消化性を高めるとともに食味を行い，唾液とよく混和して呑み込まれる（嚥下）。唾液は，主として食塊を粘稠な粘液で覆い，滑らかにして嚥下を容易にするとともに

表3-1　管腔内消化酵素の種類

消化液	酵　素	基　質	主な生成物
唾　液	α-アミラーゼ （α-1, 4 グルコシダーゼ）	デンプン （アミロース, アミロペクチン）	リミット・デキストリン マルトトリオース マルトース
胃　液	ペプシン	タンパク質	ペプトン
膵　液	α-アミラーゼ	デンプン （アミロース, アミロペクチン）	マルトース マルトトリオース イソマルトース（α-1, 6結合）
	トリプシン	タンパク質 ペプトン	オリゴペプチド
	キモトリプシン	タンパク質 ペプトン	オリゴペプチド
	カルボキシペプチダーゼ	ペプチドC末端	ポリペプチド アミノ酸
	リパーゼ	トリグリセリド	脂肪酸 モノグリセリド グリセロール
	その他		

　α-アミラーゼによるデンプンの分解も行う。この分解は咽頭でも行われ，酸性となる胃に到達するまで行われる。

　食道から送り込まれた食塊は体温まで温められ，均質な液状に近い消化粥（じゅく）に変化し，胃で分泌される胃酸とペプシンの消化作用によってタンパク質が分解される。そして，脂肪の消化も十二指腸よりも上部で合成・分泌される胃リパーゼによって開始されると現在では考えられている。胃リパーゼは，胃酸による強力な酸性下においても失活することなく，また，ペプシンによるタンパク分解作用も受けない。胃の内容物は，滞胃時間後，胃と十二指腸の内圧の差によって移送される。

　小腸は，消化・吸収において消化管の中で最も重要な部分である。まず，胃から送られてきた消化粥を充分に消化するために，膵臓から膵液，肝臓から胆汁が小腸起始部（十二指腸）に分泌され，そして消化・吸収面積を増大するために著しく形態的変化をする。膵液には，炭水化物を分解するアミラーゼ，中性脂肪のエステル結合を分解する脂質分解酵素，タンパク質分解酵素を含んでおり，胆汁は消化酵素を含まないが，強力な界面活性作用を示す胆汁酸塩を含んでおり腸管内での脂質や脂溶性ビタミンの消化・吸収に重要な役割を果たしている。また，十二指腸では，十二指腸腺（ブルンネル腺）から卵白に似た粘稠なアルカリ性粘液を分泌して，胃から送られてきた酸性消化粥を中和して十二指腸粘膜を保護している。このような状態の消化粥に対して消化酵素が作用し栄養素の消化作用が開始される。

　つぎに送られる空腸，回腸でさらに大量の腸液が分泌され管内消化が仕上げられる。従来，腸液は栄養素を最終段階まで消化する酵素を含むとされてきたが，現在では，

表 3-2　膜消化酵素の種類

基質となる物質	酵　素　名
糖　質	マルターゼ，グルコアミラーゼ シュクラーゼ−イソマルターゼ複合体 トレハラーゼ β−グリコシダーゼ 　a）ラクターゼ 　b）グルコシルセラミダーゼ α−リミット・デキストリナーゼ
タンパク質・アミノ酸	ジペプチダーゼ トリペプチダーゼ アミノペプチダーゼ ロイシン・ナフチルアミダーゼ γ−グルタミルトランスペプチダーゼ（γ−GTP） エンテロキナーゼ ヌクレアーゼ
脂　質	コレステロール・エステル水解酵素 ビタミン A エステル水解酵素 ホスホリパーゼ A

　狭義の腸液はまったく消化酵素を含んでいないと考えられている。実際に採取した腸液には栄養素分解における最終段階の消化酵素が検出されるが，腸液を遠心分離すると沈殿物中に大部分が回収されることから，剥離腸上皮細胞に由来するものであると考えられ，いわゆる腸液による消化作用は，膵液に由来する酵素と胆汁中の胆汁酸塩によるものと考えられる。さらに栄養素は，小腸吸収上皮細胞の微絨毛膜によって終末消化（膜消化）が行われると同時に，吸収の初期段階となる。

　小腸は，単純な円筒形であると考えると表面積は 0.33 m² であるが，小腸吸収細胞に存在する微絨毛によって吸収面積が約 600 倍になっており，吸収効率を著しく高めている。さらに，この微絨毛は空腸上部で最もよく発達しており回腸に行くにしたがって減少することから，栄養素の吸収は上部小腸が主体であることが理解できる。この微絨毛での吸収は，拡散，浸透，ろ過のような物理的な方法と，選択的な作用によっても行われる。すなわち，吸収効率を上昇させるため濃度勾配に逆らった物質輸送が行われ，このためには吸収された物質と特異的に結合する担体が必要であり，その存在が認められている。

　下部消化管（消化管の終末部），すなわち大腸（解剖学的には，大腸は盲腸，結腸，直腸の 3 つに分けられる）には数百種におよぶ多くの細菌が生育しており，大腸でこれらの細菌の助けを借りて消化・吸収を行っている。大腸は，小腸で消化・吸収されなかった水，電解質，ミネラルを吸収するとともに糞便として排泄をしている。

1.2　吸　　収

　食品の栄養成分は腸管上皮で吸収されているが，その物質の吸収経路は次のように考えられている。それらは，能動輸送系（トランスポーターを介した輸送系とトランスサイトーシス）と受動拡散系（細胞間隙を通過する経路と細胞内を拡散して通過する経路）に大別される。

（1）トランスポーター

　トランスポーター（輸送担体）は，各種の栄養成分などの有機物を，生体膜を介して輸送する機能をもつ生体膜に存在するタンパク質で，エネルギーを利用して濃度勾配に逆らって能動輸送をする。このようにして栄養成分を生体内に取り込み輸送するトランスポーターには，グルコース，ペプチド，アミノ酸，ビタミンC，有機酸などを輸送するタンパク質が知られている。

（2）トランスサイトーシス（細胞内小胞輸送系）

　トランスサイトーシスは，腸管上皮における高分子物質を輸送する系である。すなわち，管腔内に存在する高分子物質をエンドサイトーシスにより細胞内にとり込み，膜小胞の形（トランスサイトーシス小胞）で血液側まで運んでエキソサイトーシスによって血液中に放出する一連の流れのことである。この輸送系は，1997年に発見され，免疫グロブリンなどの生体内へのとり込みが特異的なトランスサイトーシスの典型的な例として知られている。

（3）細胞内の受動輸送経路

　脂質，脂溶性ビタミンやカロテノイド類などは胆汁酸の助けによってミセルを形成して管腔内に存在しているが，腸管上皮細胞に接近すると細胞膜に移動して容易に細胞内にとり込まれる。細胞内にとり込まれると，ある種の結合タンパク質との相互作用によって細胞内を輸送され，細胞内で合成されるキロミクロンに組み込まれて血液中に放出される。このように細胞内を通過して吸収される経路のことを，細胞内受動輸送経路と呼んでいる。

（4）細胞間隙を利用した受動拡散

　腸管上皮細胞同士は，タイトジャンクション（接合装置）によって結合している。このタイトジャンクションを構成しているのはタンパク質であり，その中で2種のタンパク質（オクルディンとクローディン）が細胞間の直接的相互作用にかかわっている。そしてタイトジャンクションには小孔が形成されており，低分子の水溶性物質はこの小孔を通して吸収される。ある種のミネラルや糖および水溶性で低分子の配糖体などがこの経路によって吸収される可能性を示唆されている。

2. ミネラル吸収のメカニズム

2.1 分類と役割

　生体を構成したり機能に必要な元素を必須元素といい，これらの元素のうち，1日の必要摂取量が多い 11 種は多量元素と呼ばれ，1日の必要摂取量が 100mg 以下の元素を微量元素と呼んでいる。

表 3-3　多量元素と微量元素

多量元素 （11種）	C（炭素），H（水素），O（酸素），N（窒素），S（イオウ） Na（ナトリウム），K（カリウム），Ca（カルシウム） Cl（塩素），P（リン），Mg（マグネシウム）
微量元素	Fe（鉄），Zn（亜鉛），Cu（銅），Cr（クロム），Co（コバルト） I（ヨウ素），Se（セレン），Mn（マンガン），Mo（モリブデン）など

　生体内のミネラルは体重の約4％存在し，体内での生理作用は複雑である。しかしながら，主要なミネラルの機能は次の3種類に分類することができる。

① 生体組織の構成成分

　　カルシウム，リン，マグネシウムなどがある。骨格組織に存在し強さ，硬さなどを与える役割をもっている。

② 生体機能の調節

　　ナトリウム，塩素，カリウム，カルシウム，マグネシウム，リンなどがある。細胞内あるいは細胞外液中に存在し，体液の酸塩基平衡，浸透圧の調節，筋肉や神経の刺激感受性の維持など重要な役割をもっている。

③ 生理活性物質の成分

　　甲状腺ホルモンのヨウ素，ビタミンB_{12}のコバルトなどがある。また，酵素反応の補助因子としての役割をもっている。

2.2 ミネラルの吸収と利用効率

　このような役割をもつミネラルは，栄養素の中でも吸収効率，吸収後の利用率が非常に悪く，消化管から吸収されて体内で正常な構造や生理機能を維持するのが困難な栄養素である。これらに影響する主たる要因としては，食事構成，栄養素の化学形態などがあげられる。具体的には，食品成分との相互作用（錯体や配位化合物を形成），ミネラル間の相互作用や溶解度などである。例えば，フィチン酸（イノシトール6リン酸）は，穀類などの植物性食品に普遍的な成分で，ミネラルと強く相互作用してフィチン酸：ミネラルのモル比が1:1から1:6の複合体をつくる。さらにこれにタンパク質が結合して溶解度が低いため生体利用率が抑制されている。しかしながら，食事タンパク質はミネラルの利用効率を高める効果があり，これは腸腔内でフィチン酸からミネラルを脱着させるためであると考えられている。

　食物繊維（セルロース，ヘミセルロース，リグニン，ペクチン）もミネラルの利用効率に大きく影響し，一般に不溶性の食物繊維はカルシウム，マグネシウムや鉄の利用効率を悪くする。しかしながら，ビタミンCや食肉を充分に摂取してもミネラルの利用効率に重大な影響がないことも認められている。このようなことから，一般に植物性食品のミネラルは，動物性食品に較べて利用効率が低いとされている。

　ビタミン類もミネラルの吸収や代謝に影響を与えることがわかっている。ビタミンCは，非ヘム鉄の吸収を促進し，フェリチンなどの貯蔵鉄の出動過程にも関与している。ビタミンEは，亜鉛の吸収促進機能を有することが明らかとなっている。

2.3　カルシウムの吸収
（1）カルシウムの必要量

　カルシウムは生体内におよそ1kgある。その99％は骨と歯にあり，残り1％未満が細胞内外液に存在している。一般的なカルシウムの摂取量は600～1,000mg/日であり，その約50％は小腸で吸収される。しかしながら，吸収されたカルシウムの一部は消化液等に分泌され，最終的には摂取量の約20％が体内に入り，80％は便・尿中に排泄されると考えられている。

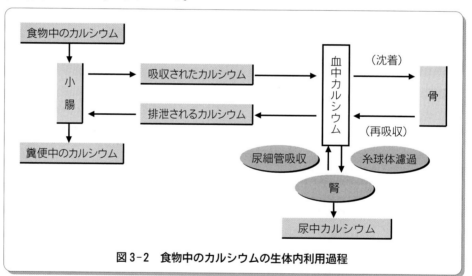

図3-2　食物中のカルシウムの生体内利用過程

　日本人は，国民健康・栄養調査の結果によると1日平均500mgのカルシウムを摂取しているといわれているが，厚生労働省では1日のカルシウム推奨量を成人男性750～800mgとし，女性で650mgとしている（日本人の食事摂取基準2020年版）。アメリカでのそれが700～1,300mgであるのに比べて低いと考えられている。

（2）カルシウムの役割

　カルシウムは，骨や歯の構成成分が主体であるが，そのほか神経の伝達，筋肉の収縮，血液凝固，内分泌の調節など生体のホメオスタシス（恒常性）の維持に重要な役

割を果たしている成分である。不足すると，骨格形成への影響ばかりでなく，ホメオスタシスを維持するために骨のカルシウムが利用され，骨密度が減少して骨粗しょう症の原因となるものと考えられる。血液中のカルシウム濃度を調節するのは，副甲状腺から分泌されるパラホルモン（血漿カルシウム濃度を上昇させる）と，甲状腺から分泌されるカルシトニン（骨からのカルシウムの放出を抑制し，血漿カルシウム濃度を低下させる）である。さらに，カルシウムは中枢神経を鎮め，イライラや過敏症を解消するなどの役割をもっており，現代人には不可欠な栄養素である。

（3）カルシウムの吸収率

　摂取されたカルシウムは，胃の強い酸性下では溶解しており，腸管に移行するが，空腸では pH 6，小腸中心部から下部では pH 7.6（弱アルカリ性）であり，カルシウムは pH 6.1 で沈殿することから小腸上部から吸収されやすいことがわかる。また，炭酸イオンの影響によって一部不溶化して吸収が妨げられる。これが一般にカルシウムの吸収率の悪い原因である。たとえば，ほうれんそうでは約 5 ％しか吸収されず，カルシウムを多く含む，いわしの丸干しや小松菜でさえ 10〜20％しか吸収されていない。最もカルシウムの吸収率がよいとされる牛乳でも 30％程度とみられている。青汁の原料であるケールは，カルシウムの吸収率が 40％に達するという最近の研究結果がある。一般に野菜中のカルシウムの吸収率が低いのは，野菜中にシュウ酸やフィチン酸を含有しているためだとされる。ケールはこれらの含量が低いため，このような高吸収率であると考えられている。

　カルシウムの腸管からの吸収は，受動的な拡散と能動的な輸送の 2 つの経路で行われる。カルシウムの吸収はいろいろな因子に影響され，上部消化管，特に十二指腸や空腸上部では $1,25-(OH)_2$ ビタミンD が促進するが，それより下部の腸管では主に受動的に吸収される。$1,25-(OH)_2$ ビタミンD の量が多いほど吸収効率は向上するが，もし $1,25-(OH)_2$ ビタミンD がない場合は，正常のカルシウム摂取量のわずかに 7 ％しか吸収されない。能動輸送に関与する物質として，カルシウム結合タンパク質（calbindin-D9K, calbindin-D28K など）も認められている。

　カルシウムの吸収は，生体の需要に応じて調節されており，血漿のカルシウム濃度が上昇すると，活性型ビタミンD濃度が低下してカルシウムの吸収を抑制し，カルシウム濃度が減少するとカルシウムの吸収は高まる。すなわち，カルシウム摂取量が少ないときは能動輸送系がカルシウム吸収に大きな役割をはたし，逆にカルシウム摂取量が充分なときや過剰なときには拡散による受動的な輸送が中心になっていると考えられる。

　カルシウムの吸収が小腸で行われることは先に述べたが，最近では大腸での吸収もみとめられ，小腸と同様に能動および受動的な 2 つの経路が考えられているが，まだ不明な点が多い。

2.4　鉄の吸収

（1）鉄の必要量

　鉄の生体保有量は体重の 0.005％で，血液の主成分として不可欠のミネラルである。鉄は血液中のヘモグロビン（60％），筋肉中のミオグロビン（5％），呼吸酵素系（15％），フェリチンまたはヘモジデリンの形（20％）で存在している。鉄はヘモグロビンでは繰り返し利用されるため，体外に排泄される量は成人男子で 1 mg/日，成人女子では月経血による損失があるため平均 1.5mg/日といわれている。このことから実際の必要量はそれほど多くはないが，一般に消化・吸収率が約 10％であるため，安全率等を考えて成人の推奨量は7.5〜11.0mg/日となっている（日本人の食事摂取基準2020年版）。生体内の鉄量は，吸収された鉄が腸粘膜でフェリチンを形成することによって吸収量を調節して一定に保持されている。

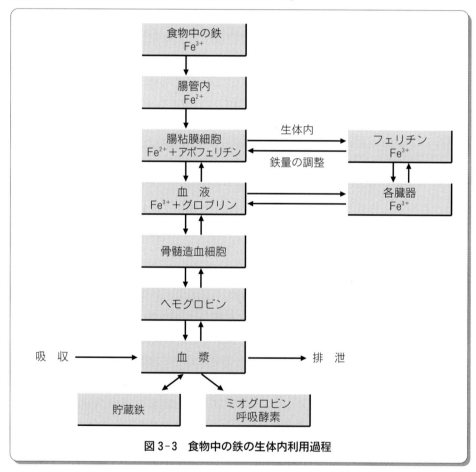

図 3-3　食物中の鉄の生体内利用過程

（2）鉄の吸収率

　食品からの吸収率は悪く，特に植物性の穀物に含まれる非ヘム鉄（無機鉄）の吸収率は低い。獣肉や魚肉などに含まれるヘム鉄（吸収のよい水溶性）は非ヘム鉄に比べれば吸収率が数倍高いが，その吸収率は 15〜35％程度である。このことは，ヘム鉄

と非ヘム鉄では消化・吸収の機構が異なるためと考えられる。

　食品中の無機鉄は一般に三価鉄として存在し，腸管の粘膜細胞で二価の状態でアポフェリチンと結合してから吸収され，血液中に入り造血臓器や一般臓器に運搬される。このときの鉄の吸収は，胃腸内部が酸性であれば鉄が溶解され吸収が促進され，さらに，鉄とともにタンパク質，乳糖などが存在すると腸管内で鉄の可溶化が促進されて腸での吸収も促進される。

　非ヘム鉄の吸収は，水溶性の錯塩や陽イオンの状態で小腸上皮細胞の形質膜上の酸化還元反応が関与して細胞内にとり込まれるものと考えられる。ヘム鉄の吸収は，ヘムタンパク質の消化によって生じたヘムが小腸上皮細胞膜の特定の受容体を介してヘムのまま細胞内にとり込まれるものと考えられている。その後，ヘムのポルフィリン部分が分解されて，吸収された非ヘム鉄と同じように代謝される。小腸上皮細胞へのヘム鉄の吸収は，ビタミンC，フィチン酸やフェノール類のような非ヘム鉄の吸収促進因子や阻害剤の影響は受けないものと考えられている。

（3）鉄の吸収阻害物質

　吸収を阻害する物質としてカルシウムがある。肉によるヘム鉄吸収促進をカルシウムが阻害する研究で，ハンバーガーにカルシウムを添加するとヘム鉄の吸収が40％も阻害されることが明らかにされた。カルシウムの阻害効果は直接ヘム鉄の吸収を阻害するもので，肉にはたらいて起こすものではないことが判明している。また，カルシウムは粘膜細胞を通しての鉄移動も強力に阻害するものであった。ヘム鉄，非ヘム鉄の両方に対する強い吸収阻害がこれらのことから認められる。

　また，茶，コーヒー，赤ワイン，野菜などに含まれるポリフェノール化合物（タンニン酸，クロロゲン酸など）は，特に鉄と結合して利用率を低下させることも報告されている。

2.5　その他のミネラルの吸収

　現代のわが国では，摂取の不足が問題となるミネラルは，カルシウム，カリウム，鉄，マグネシウムおよび亜鉛であると考えられる。これらのミネラルの充分な摂取は，関連する疾患のリスクを回避するために重要である。しかし，安易に特定のミネラルを大量に摂取することは効率的でなく，ときによっては他のミネラルの吸収を阻害することがあるため，新たな栄養的問題となることもありうる。したがって，栄養バランスのとれた食事から摂取されたミネラルをいかに効率よく生体内に吸収するかを考えることが重要な課題である。

（1）リンの吸収

　リンは，人体に約500g（成人体重の約1％）存在し，その約80％は骨や歯の硬組織にカルシウム塩やマグネシウム塩として存在している。筋肉中のリンは，高エネル

ギー化合物（ATPなど）として存在し，細胞内では核酸，リン脂質，リン酸化タンパク質として存在する。また，リン酸として浸透圧，酸塩基平衡の維持の役割も果たしている。

　リンはリン酸として吸収され，その吸収は主に能動輸送によって維持されている。絨毛膜から細胞内への輸送は，濃度勾配に逆らった能動輸送であり，管腔内のNaイオンの存在が必要である。すなわち，リン酸は電気化学的勾配にしたがったNaイオンの流入と共役して，絨毛膜から濃度勾配に逆らって細胞内に輸送され，基底膜からこんどは濃度勾配にそって血中に移行する。腸管からの吸収の調節は，活性型ビタミンDが行い，このビタミンDは吸収を促進する。

（2）マグネシウムの吸収

　マグネシウムは，人体に約25g存在し，リン酸マグネシウム塩や炭酸マグネシウム塩として大部分が骨に，そのほか筋肉，血液中に存在している。神経や筋肉の興奮性の維持にも役立っている。食事から摂取されるマグネシウムは約4mg/日で，その約50％が小腸で吸収され，残りのマグネシウムは糞便中に排泄される。

　マグネシウムの吸収は，小腸および大腸の両方で行われると考えるのが一般的である。日常的なマグネシウムの吸収方法は受動的な拡散であり，摂取量が少ないときに，小腸と下行結腸で能動的輸送がある。しかしながら，マグネシウムの吸収については一定の見解が得られていないのが現状である。

（3）ナトリウムの吸収

　ナトリウムは，人体に約75g存在し，細胞外液（血漿や組織間液中）に存在している。細胞外液の浸透圧の平衡，水分平衡の調節，pHの調節，神経や筋肉の興奮性の維持に役割を果たしている。ナトリウムイオンの腸管での吸収は，非常に吸収性がよい。ナトリウムイオンは，ブドウ糖やアミノ酸の存在によって吸収が促進されるが，これは溶媒の吸引による受動的なものであると考えられている。

（4）カリウムの吸収

　カリウムは，人体に約170g存在し，細胞内液に存在している。細胞内液の浸透圧の平衡，酸塩基平衡，神経，筋肉の興奮性の維持に役割を果たしている。カリウムイオンもナトリウムイオンと同様に腸管での吸収性は非常に良い。カリウムの吸収は，全腸管で受動的に行われる。

（5）銅の吸収

　銅は，人体に150mg存在し，血清中のFe^{2+}をFe^{3+}に変換する酵素の補助因子，そのほか種々の酵素の補助因子として作用している。食物から摂取される銅は，0.6〜1mg/日で，この約50％が吸収される。この吸収は上部小腸であると考えられてい

　る。銅の吸収は主に摂取量によって調節され，摂取量が少ない場合には吸収率は高く，逆に摂取量が多い場合には吸収率は低下する。また，摂取量が多く多量に吸収された場合には，消化液への分泌量が多くなり，逆の場合には分泌量を減少させて調節が行われている。

3．ミネラル吸収機能食品

　ミネラルは微量ながら生体に必要不可欠な元素であるが，日本では特に子どもと女性にカルシウムや鉄が不足する傾向が認められている。食事によって摂取されるミネラルは，一般的に食事成分によって吸収阻害されるため吸収されにくい。これを解消するために，現在では種々のミネラル吸収機能食品が開発されている。ミネラル吸収を助ける特定機能食品は十数品目あるが，多くがカルシウムの吸収を助ける食品である。これらの特定機能食品に配合されているミネラル吸収促進物質について述べる。

3．1　カゼインホスホペプチド（CPP）

　食品タンパク質から派生する生理活性ペプチドには，小麦タンパク質のグルテンから得られるオピオイドペプチド（受容体リガンド；インスリン分泌を促進），カゼインやカツオブシから得られる ACE 阻害ペプチド（酵素阻害剤；血圧降下ペプチド），乳に含まれるラクトフェリンから得られる抗菌ペプチド（ラクトフェリシン），カゼインから得られるカゼインホスホペプチド（CPP；casein phosphopeptide，吸収調節ペプチド），そのほか免疫賦活ペプチド，血小板凝集阻害ペプチド，コレステロール低下ペプチドなどがある。

　CPPがカルシウムの吸収を促進することは，1947 年にカゼインの限定分解物が消化酵素による分解に耐性で，カルシウムと不溶性の塩をつくることが判明して予測され，1970 年代にカルシウムと強い結合性が認められてこの作用が明らかとされた。CPP は，牛乳の αs1 や β カゼインをトリプシンで処理することによって得られるマクロホスホペプチドで，それぞれ α-CPP と β-CPP と呼ばれ，酸性アミノ酸やホスホセリンを多く含んでいる。α-CPP はリン酸基を 6 個，カルボキシル基を 12 個もち，β-CPP はそれぞれ 4 個と 7 個もっており，これらのアミノ酸配列などの構造が明らかにされている。

　カルシウム，鉄などミネラルは，食物に含まれる食物繊維やフィチン酸その他の成

表 3-4　カゼインホスホペプチド（CPP）の一次構造

CPP 名	アミノ酸配列	由　来
α-CPP	DIGSESTEDQAMEDIKQMEAESISSSEEIVPNSVEEK	αs1-カゼイン
β-CPP	RELEENVPGEIVESLSSSEESITR	β-カゼイン

　注）アミノ酸は一文字で示した。S はホスホセリン

分に結合すると吸収されず利用できなくなる。しかしながら，CPP は溶解したカルシウムなどのミネラルにあらかじめ結合して可溶化することによって，食物繊維などの成分がカルシウムと結合して吸収阻害されるのを防ぎ，体内への吸収を促進する。このことは，CPP のカルシウム可溶化試験によって，1モルの CPP が約 100 モルのカルシウムを可溶化し，また鉄の場合でも同様であることが明らかにされている。さらに，腸管での吸収能についても研究され，CPP が塩化カルシウム投与群に較べて 20 倍以上の血中への移行が認められている。鉄の場合も同様に 15〜16 倍の移行が報告されている。このように CPP は，カルシウムや鉄を可溶化して吸収性を促進することが認められている。

3.2　クエン酸リンゴ酸カルシウム（CCM）

　CCM（calcium-citric acid-malic acid）は，炭酸カルシウム（calcium）に，食品に酸味料としてよく利用されるクエン酸（citric acid）とリンゴ酸（malic acid）をある基準にしたがって一定の比率で反応させたもので，米国のプロクター・アンド・ギャンブル（P&G）社が開発・商品化したものである。CCM は，次の 4 つの特徴的な性質をもっている。

① 　高溶解性……一般にカルシウムは，炭酸カルシウムが強酸性では溶解しているが，中性やアルカリ性では不溶化する，というように溶解性が低いとされている。しかしながら，CCM は pH の広い範囲（pH 2〜10）で容易に溶解する。

② 　高生物学的利用性……pH の影響を受けず，常にカルシウムが溶解した状態にあって吸収率を高めるため，骨の形成促進や骨重量の減少緩和など，生物学的利用性が高い。

③ 　鉄の吸収阻害の緩和……カルシウムの生体での動態を考える上で重要なもう一つのポイントに，他のミネラルとの相互作用があり，一般にカルシウムは他のミネラルの吸収を阻害すると考えられている。特に，鉄の吸収阻害がいわれるが，CCM はこの吸収阻害をやわらげて吸収率を高めることが示されている。

④ 　食感の良さ……カルシウムは，一般に「ザラつき感」「ヒリヒリ感」などがあるといわれ好ましくないが，CCM にはこれらがなく食感がよいため食品工業への利用度が大きい。

　CCM からのカルシウムの吸収性を比較した報告では，一般的なカルシウム素材である炭酸カルシウムからの吸収率が 25％程度であるのに比べて，CCM からのそれは約 35％で有意に高いとしている。吸収されたカルシウムの骨への利用については，閉経後の女性をサンプルとした CCM 投与群，炭酸カルシウム投与群およびコントロール群で調べられている。その結果，最も骨重量の減少が少なかったのは CCM 投与群であった。このように，CCM の高カルシウム吸収性や骨への利用が実証されたことから，近年重要な問題となっている骨粗しょう症の予防に有用であると考えられる。

　前述のようにカルシウムの吸収性は共存する食事成分の影響を受けるが，食事とと

もに CCM を投与したところ約 10% も吸収率が上昇した。食品素材としての CCM 利用の可能性が認められている。

3.3　フルクトオリゴ糖（FOS）

FOS（fructooligosaccharides）は，ショ糖に果糖転移酵素を作用させ果糖部位に 1～3 分子の果糖を結合させたオリゴ糖である。甘味料として使用され，また難消化性である。

FOS は，カルシウムおよびマグネシウムの吸収率を上昇させ，その作用の強さは乳糖の約 5 倍と推定されている。このことから，FOS をテーブルシュガーとして使用することによって，食事から摂取されたカルシウムやマグネシウムを効率よく吸収することができると考えられる。

FOS は，摂取量が増加すると，吸収されるカルシウムやマグネシウム量も増加するという用量依存性がある。FOS のカルシウムやマグネシウムの吸収促進作用は，CPP や CCM が小腸で発現しているのに対して，主に大腸で発現していると考えられている。これは，FOS が大腸内に存在するビフィズス菌を増殖させることによって大腸内容物の pH を低下し，ビフィズス菌の産生する短鎖脂肪酸とミネラルの相互作用，粘膜細胞の増加など，消化管環境の変化によるものと推測されている。ビフィ

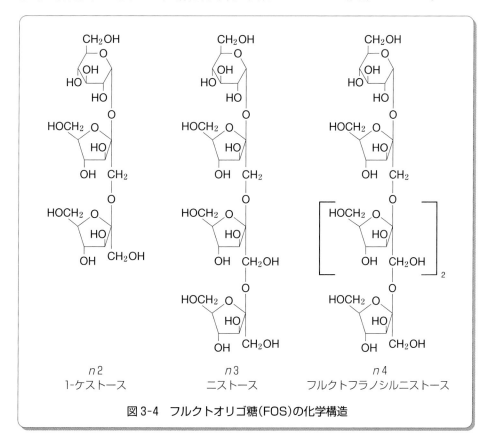

図 3-4　フルクトオリゴ糖（FOS）の化学構造

ズス菌を増殖させるために必要なオリゴ糖の条件としては，ビフィズス菌が利用でき
ること，人の消化管内で消化・吸収されないこと，ウェルシュ菌などの腸内悪玉菌に利
用されないことなどがあげられる。FOSはこれらの条件を満たしたオリゴ糖である。

　FOSがカルシウムの吸収を促進して骨形成や骨密度低下を抑制することは，胃酸
により食餌中のミネラルが可溶化できないため骨形成不全となる全胃切除ラットを用
いた実験や，骨粗しょう症の病態モデルラットとして広く利用されている卵巣摘除ラ
ットを用いた実験によって明らかにされている。FOSのマグネシウムに対する吸収
促進作用は，カルシウムとリンの含有率をマグネシウムの吸収を阻害（約30%まで
低下）した飼料と，これにFOSを添加した飼料で飼育したラットでの実験結果によ
って明らかにされた。FOSを添加しないラットではマグネシウム欠乏症（顔面部・
耳介部皮膚の発赤，浮腫，出血あるいは腎臓の石灰化など）を発症したが，FOS添
加群のラットはマグネシウム欠乏症を示さなかった。さらに鉄欠乏飼料で飼育した，
一般的な貧血のモデル動物と知られている鉄欠乏性貧血ラットに生体利用性の低いピ
ロリン酸鉄とFOSを添加した飼料を与えると，貧血の回復が促進されたことから，
鉄の吸収も促進していると推測されている。鉄の吸収も，カルシウムやマグネシウム
の吸収と同様に大腸であると考えられている。

3.4　β-グルカン

　ビール酵母はタンパク質が多く，還元性を有するグルタチオン，システアミン，シ
スチンなどを含むため，鉄の吸収を促進すると考えられている。このことは，低鉄分
の飼料で飼育したラットにビール酵母を投与したとき，造血能が亢進され，貧血症状
や体内貯蔵鉄の減少に有意な改善が認められたことから見出された。さらに，ラット
を用いて，鉄の吸収速度と吸収率をカゼインや大豆タンパク質と比較した結果，ビー
ル酵母投与群がいずれにおいても最も有効であることが示された。さらに，ビール酵
母，酵母エキス，酵母エキスと細胞壁，で比較したところ，酵母エキスと細胞壁との
混合群の吸収率が高い値を示したことから，酵母細胞壁の主成分であるβ-グルカン
が鉄吸収促進作用をもつことが示された。

3.5　ポリグルタミン酸

　アミノ酸の一種であるグルタミン酸が，30〜5,000個結合した直鎖状の高分子（ポ
リ-γ-グルタミン酸，PGA）で特有の糸引きと強い粘着性を有しており，いわゆる納
豆の"ネバネバ物質（納豆粘質物）"といわれるものである。カルシウムは小腸下部で
主に吸収されるが，ここはpHが中性に近いためリン酸と結合して不溶性となり吸収
が阻害されている。しかしながら，ポリグルタミン酸が存在すると，この不溶物の生
成を防止して腸管でのカルシウムの吸収を促進するものと考えられている。

3.6 ツイントース

ツイントースは，フルクトース２分子が環状で結合した二糖類であり，キクイモやチコリに含まれるイヌリンを原料としてフルクトシルトランスフェラーゼを作用させて製造されている。ツイントースは，小腸および大腸でのミネラル吸収を促進すると考えられてい

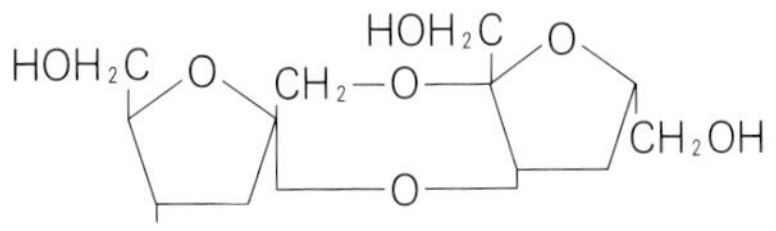

図3-5　ツイントースの化学構造

るが，このことは小腸では腸壁の細胞間の隙間（タイトジャンクション）を押し広げてミネラルの通過をしやすくし，大腸では吸収にかかわる粘膜の表面積を拡大して吸収性を高めることによるとされている。カルシウムと一緒にツイントースをヒトに摂取させた実験では，約1.4倍吸収が高まるとの報告がある。

3.7　その他

人乳中に２〜４g/L，牛乳中に0.02〜0.35g/L含まれるラクトトランスフェリンは，２個の類似した構造をもつドメイン（NおよびCローブと呼ばれる）から構成され，各ローブはおのおの１分子の三価鉄イオンを結合している。血液中のトランスフェリンと同様の鉄結合性の糖タンパク質で，鉄の吸収促進作用をもっている。ラクトトランスフェリンの鉄吸収促進効果は，小腸刷子縁膜上のレセプターに関連していると考えられている。また，三価鉄イオンは中性pH条件下では不溶性であるため腸管での能動輸送も困難であるが，ラクトトランスフェリンによる鉄の可溶化機構が鉄吸収の促進に関係しているとも考えられている。工業的には，ウシの乳汁中のホエーから単離され，食品のほか化粧品などにも応用されている。

4. ミネラルの代謝改善機能食品

4.1　大豆イソフラボン

イソフラボン類は，化学構造が卵巣から分泌される女性ホルモンのエストロゲンに類似しており，エストロゲン様作用をもつことが明らかとなっている。大豆に含まれるイソフラボンにはゲニステインとダイゼインの含有量が多く，これらの物質の生理作用は骨粗鬆症，種々のがん，虚血性心疾患などの予防効果が示され注目されている。骨代謝が骨粗鬆症に大きく関与していることは，卵巣摘出骨粗鬆症モデル動物に大豆を飼料として与えた実験によって大腿骨および腰椎の骨重量減少を抑制する結果が得られたことから，骨代謝に女性ホルモンのエストロゲンが密接な関係があることを明らかにした。さらに，疫学調査，すなわち，大豆製品の摂取量の多いアジア人女性が欧米人女性よりも大腿骨頸部骨折が50％以下であることによっても骨粗鬆症の予防効果が推測されている。

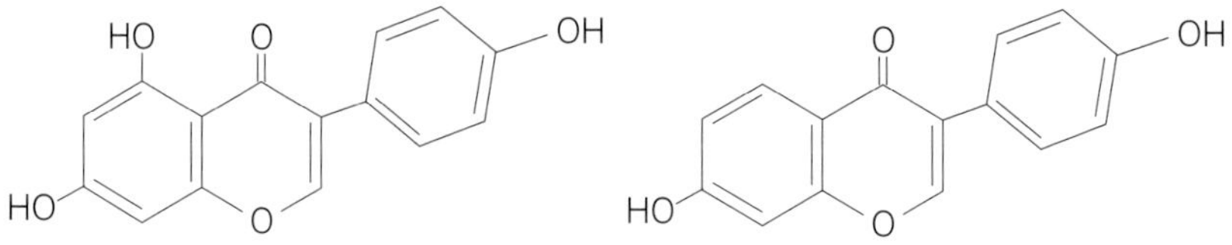

図3-6　イソフラボンの化学構造式

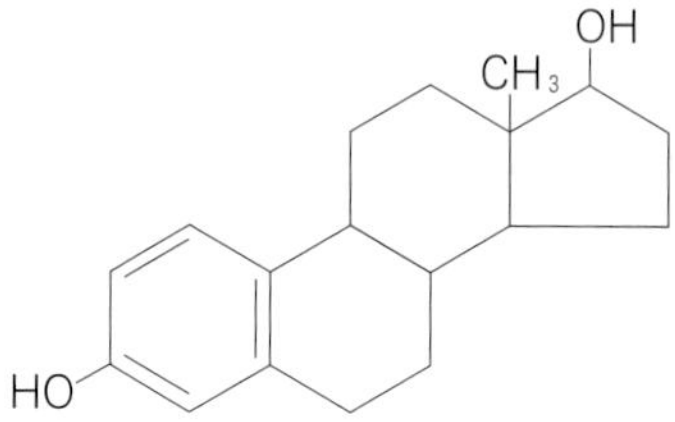

図3-7　エストロゲンの化学構造式

4.2　乳塩基性タンパク質（MBP；milk basic protein）

　名前が示すとおり牛乳中に微量含まれる塩基性のタンパク質で，骨を壊す破骨細胞の働きを調節して骨からのカルシウムの損失を抑制する，すなわち，効果的に骨にカルシウムを貯蔵すること（骨吸収の抑制），さらに骨を造る骨芽細胞の増殖を促進してカルシウムのとり込みを促進して骨の形成促進という二つの作用をもっていることが明らかにされている。これらのことは，成長期のラットに MBP を4週間投与すると，大腿骨の骨密度と骨強度が増加し，骨形成の指標となる血中アルカリホスファターゼ活性が上昇することによって確認されている。

4.3　ビタミンD

　活性型ビタミン D（1,25-$(OH)_2$-D_3）は，腸管からの Ca 吸収を促進すると同時に，骨代謝に重要なホルモンである。Ca の小腸における吸収は Ca 結合タンパク質と結合して行われるが，活性型ビタミン D はこの Ca 結合タンパク質を増加させることが認められていることから Ca の吸収を促進するものと考えられる。また，活性型ビタミン D の骨代謝への関連は，骨密度増加効果や骨質改善効果によって認められている。この生体内の活性型ビタミン D 量は，食物からの摂取，その吸収および紫外線による皮膚での生成によって決定され加齢による影響で両方とも低下しがちとなるため，高齢者の骨折発生頻度の上昇につながっているものと考えられている。

4．4　ビタミンK

ビタミンKは，従来唯一血液凝固に関与する物質と考えられていたが，近年はそれ以外にも種々の役割が見出され，その中で重要なものが骨作用である。骨に多いタンパク質はコラーゲンであるが，次に多いオステオカルシンはビタミンKによって石灰化を調節することが明らかになっている。したがって，近年，ビタミンKと骨折の関係を調べた研究が多くされており，ビタミンKの摂取不足は骨折の危険因子であることが判明している。

4．5　ポリデキストロース（ライテス）

ポリデキストロースは，ブドウ糖，ソルビトールおよびクエン酸を減圧下で熱処理して得られたブドウ糖のβ-1,6結合を主とした重合物を主成分とした，白色〜淡黄色の非結晶性の粉末あるいは塊で，無臭で無味あるいはわずかに酸味のある合成水溶性食物繊維である。

ポリデキストロースで飼育したラットの動物試験において，小腸におけるカルシウムの吸収の増加と骨の硬質化を促進したことが確かめられている。

5．ビタミン吸収のメカニズム

ビタミンは，糖質，タンパク質，脂質，ミネラル以外に生体に必要とされる栄養素で，微量で生理機能を発現する有機化合物である。ビタミンは生合成できないか，あるいは必要量だけ生成されず，エネルギー源にも生体構成成分にもならない物質と定義されている。このようなことから，人はビタミンを食餌をとおして摂取する必要があり，その吸収は重要な課題である。ビタミンは，脂溶性ビタミン（A，D，E，K）と水溶性ビタミン（B群，C）の2群に分類される。

ビタミンの生体内代謝系における意義は多種多様で，各ビタミンについて多くの研究がなされ解明されている。そして栄養学的な観点からも広範に研究が進められ人間の健康の維持・増進に大きく寄与している。このような状況の中で，生体内でのビタミンの吸収・担送を理解することは，健康の維持・増進を基礎的な面から考えるために重要である。

化学的に分子量，分子形態が異なる各ビタミンは，それぞれ異なる吸収・担送機構が存在することは容易に推測することができる。ビタミンの消化管上皮細胞での吸収は，膜輸送や拡散を含め各種細胞膜上の受容体，体液中の結合あるいは担送タンパク質などが複雑に関与していることが明らかとなっている。これらの基本的な事項を理解することは，ビタミンを効率的に食餌から摂取することに重要な要因である。これまでの研究から明らかとなっているビタミンの吸収・担送のメカニズムについて記す。

5.1　脂溶性ビタミン

（1）ビタミンA

　ビタミンAは，視覚作用，粘膜・皮膚の正常維持，正常な分化・成長という全身機能の保持，生殖機能の維持など，多彩な生理作用を有するビタミンである。ビタミンAの主要な供給源は，植物性食品中のカロテンと動物性食品中のレチニルエステルである。

　カロテンの吸収は，その食品からの遊離と消化管での乳化状態に大きく影響される。レチニルエステルは，小腸粘膜吸収細胞にあるレチニルエステル水解酵素によって水解され，レチノールとなって，コレステロールとほぼ同様の過程で腸管吸収をするものと考えられている。すなわち，遊離型に水解されたレチノールは，レチノール－モノグリセリド－胆汁酸塩の複合ミセルとなって，受動的拡散によって腸管上皮細胞内にとり込まれる。この際，レチノールに特有の細胞質担体の存在が推測され，それが細胞内レチノール結合タンパク質であることが明らかにされた。レチノール結合タンパク質は小腸に特異的に存在することから，ビタミンAは小腸において吸収されているものと考えられている。

　血中でのビタミンAの輸送担体としては，一般的にはリポタンパク質やアルブミンという非特異的なタンパク質があるとされるが，血清レチノール結合タンパク質の存在も認められている。すなわち，細胞内にとり込まれたレチノールはレチノイド結合タンパク質となって可溶化され，物理化学的にも安定化されて，細胞間や細胞内のレチノイド転送と代謝が円滑に進行すると考えられている。レチノイド結合タンパク質は，血管内，組織（特異的と非特異的），核レセプターに分類され，それらは分離・精製されて分子量や性質が解明されている。低濃度の食品中では，単純拡散ではなく特異的な吸収機構がある。これには，ビタミンAのリン酸化が関与しているものと考えられる。

（2）ビタミンD

　ビタミンDは，小腸からのカルシウムやリン酸の吸収促進，腎尿細管でのカルシウムやリン酸の再吸収の促進，細胞の分化・成長の調節，免疫反応への関与などの生理作用を行っている。ビタミンDの供給源は，日照による皮膚での生合成および食物からの摂取によるものである。ビタミンDには，D_2（エルゴカルシフェロール；微生物食品由来）とD_3（コレカルシフェロール；動物性食品由来）が存在し，人体内ではD_3が大部分である。ビタミンD_3は生体内でも合成されるが，充分量ではないため食餌による摂取が必要とされている。D_3の1位および25位の水酸化された1,25-ジヒドロキシビタミンD_3が活性型ビタミンD_3である。このため，欠乏症は単にビタミンDの不足だけではなく，活性型ビタミンDの生成阻害によっても起こる。

　ビタミンD_3の大半はトリグリセリドと同様，胆汁酸依存の受動的拡散によって主としてリンパ系を通して吸収され，活性型ビタミンD_3は胆汁酸塩依存性と非依存性

の2タイプで門脈系およびリンパ系の双方から吸収されるが，両者ともに腸管吸収されていると考えられている。吸収されたビタミンDは，血漿中でビタミンD結合タンパク質と結合して各組織に輸送される。このビタミンD結合タンパク質も分離・精製され，その物理・化学的性質が明らかにされている。

ビタミンDの吸収には，同時に脂肪の摂取が必要で，食物繊維が多く脂肪摂取が少ない場合，吸収率は低下する。したがって，菜食主義者の典型的な低脂肪・高繊維食はビタミンDの吸収率を下げる。

（3）ビタミンE

ビタミンEは抗酸化作用をもち，活性酸素，ペルオキシラジカル等を捕捉して生体膜リン脂質内不飽和脂肪酸の酸化防止，生体膜安定化作用などの生理活性をもっている。トコフェロールには，α，β，γ，δの4種がある。ビタミンEは，多くの食物（特に植物油に多く含まれる）に含まれ体内貯蔵量も多いため，欠乏症はほとんど認められない。

食物中のビタミンEは遊離型で存在しており，この形で腸管から担体を必要としない受動的拡散によって吸収され，吸収されたビタミンEは，腸管膜リンパ液のキロミクロンから血漿中リポタンパク質へと移行し，細胞に転送される。キロミクロンは末梢血管壁内皮細胞のリポプロテインリパーゼでキロミクロンレムナントとなり，このときに遊離する中性脂肪，コレステロールや脂肪酸などとともに一部のビタミンEも遊離して，内皮細胞にとり込まれる。

食物中にはα-以外にβ-，γ-，δ-トコフェロールが多いが，生体内のビタミンEは90％以上がα-である。キロミクロンレムナントは肝細胞でレセプターを介してとり込まれて超低密度リポタンパク質（VLDL；very low-density lipoprotein）を血中に分泌するが，ここでα-トコフェロールとγ-トコフェロールを区別するものと考えられている。リポタンパク質でのビタミンEの分布は，男性と女性で差異があるが，高密度リポタンパク質（HDL；high-density lipoprotein）に最も多く，低密度リポタンパク質（LDL；low-density lipoprotein），VLDLの順に多く含まれる。食餌脂質の消化・吸収障害がある場合にはビタミンEの吸収が低下し，小腸吸収細胞内でキロミクロン生成に欠陥がある場合にも，ビタミンEの吸収不良がおこる。また，緑茶抽出物は，α-トコフェロールやコレステロールの吸収を著しく低下させるといわれている。

（4）ビタミンK

ビタミンKは，カルシウム結合性血液凝固因子（プロトロンビンなど）の生成，カルシウム結合性タンパク質の生成に必要である。ビタミンKには，K_1（フィロキノン；植物の葉緑体に存在），K_2（メナキノン；腸内細菌が産生），K_3（メナジオン；合成品）の3種が存在する。腸内細菌が産生するため，欠乏症はまれである。

フィロキノンは，十二指腸と空腸から吸収され，キロミクロンにとり込まれた後，

リンパ管に吸収され血液によって標的組織（肝臓など）に運ばれる。フィロキノンが十二指腸と空腸から吸収される場合にも，胆汁酸塩が不可欠である。フィロキノンとメナキノンは，血漿や組織に検出されることから，確かに腸管から吸収されていることがわかるが，ビタミンKの腸管からの吸収速度やメカニズムは不明な点が多い。

5.2　水溶性ビタミン

　ビタミンB群（B_1，B_2，B_6，B_{12}，ニコチン酸，ニコチンアミド，パントテン酸，ビオチンなど）やビタミンCなどの水溶性ビタミンは小腸で吸収され，必要量は充分に吸収されると考えられる。しかしながら，食物中にこれらのビタミンが含まれていても，消化器疾患（慢性下痢など）がある場合や，B_2，B_6，パントテン酸，ビオチンのように腸内細菌叢によって合成されるビタミンの場合は，腸内細菌叢の変化による不足が起こることを考えておく必要がある。

（1）ビタミンB_1（チアミン）

　ビタミンB_1 は，チアミンピロリン酸（TPP）となって脱炭酸反応の補酵素として，また，非補酵素作用としては，神経機能，特に神経伝達にかかわるビタミンである。穀物胚芽，酵母，豆類，いも類などに多く含まれ，欠乏はまれである。

　食物中に含まれるビタミンB_1 の吸収は，遊離型のチアミンの場合はそのまま吸収され，3種のリン酸エステル（TMP；thiamin monophosphate，TPP；thiamin pyrophosphate，TTP；thiamin triphosphate）の場合は，小腸ホスファターゼで加水分解されるため，いずれもチアミンとして空腸で主に吸収されると考えられる。さらに，腸管内チアミン濃度が低い場合は能動輸送により，高い場合は受動拡散によって吸収されることが，ヒト小腸組織を用いた実験結果から確認されている。

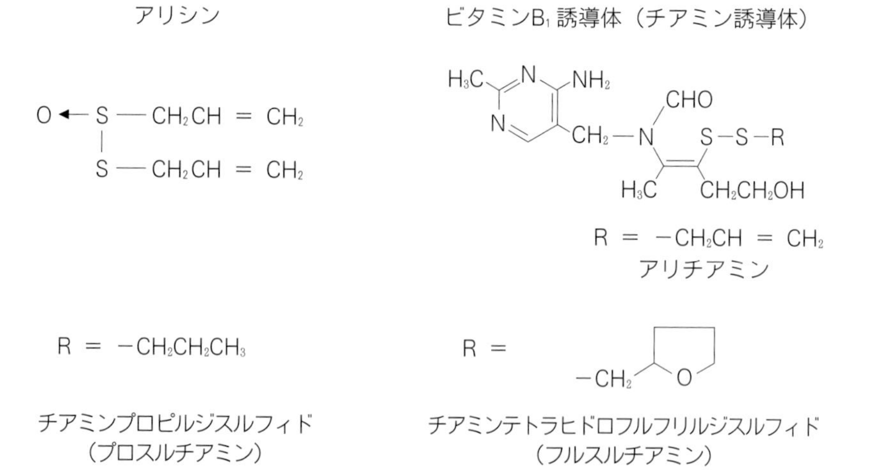

図3-8　アリシンとチアミン誘導体

　食品中のビタミンB_1は，にんにくに含まれるアリインの分解物であるアリシンとアルカリ性（pH8）で反応し，アリチアミン（脂溶性）となって吸収が促進されることがわかっている。このほかアリル硫化物を含む，ねぎ，たまねぎ，にら，らっきょうなどもビタミンB_1の吸収を助長することが知られている。食品成分ではないが，同様にビタミンB_1を脂溶性として吸収促進するため利用されているのが，アリナミン〔武田薬品工業㈱〕に含まれるフルスルチアミン（ビタミンB_1誘導体）である。これは腸管からの吸収が優れ，筋肉や神経などの組織に移行性がよいとされている。

（2）ビタミンB_2（リボフラビン）

　ビタミンB_2は，オキシダーゼ，デヒドロゲナーゼ，レダクターゼなどの補酵素として作用するビタミンである。補酵素の形は，フラビンモノヌクレオチド（FMN；flavin mononucleotide）とフラビンアデニンジヌクレオチド（FAD；flavin adenine dinucleotide）である。ビタミンB_2は，食品中に広く存在し，また多量に含まれているので，通常の食事を摂っている人には欠乏症はほとんど認められない。

　食物中のビタミンB_2は，前述のフラビン酵素の形であるため，これらの小腸での吸収は，まず加水分解を受けてリボフラビンの形で吸収される。リボフラビンの小腸上部での浸透吸収は，単純拡散であると考えられていたが，リボフラビンの小腸での吸収速度が濃度に比例する部分と濃度が上昇すると飽和してしまう部分との和であることが明らかとなり，吸収を媒介するなんらかの物質の存在が考えられた。そこでリボフラビンのリン酸化が起こることが予測された。このことは，リボフラビンと同様の構造をもちリン酸化されない化合物を用いた実験によって明らかにされた。この，リン酸化－脱リン酸化メカニズムによる特異な輸送形態は，エネルギー（ATP）依存性でNa^+勾配により調節されることが判明している。また，空腸粘膜による吸収は刷子縁膜に位置するキャリアーによって競合的に阻害されることも解かっている。さらに，アルコール摂取はリボフラビンの吸収とフラビン誘導体のリボフラビンへの加水分解を低下させることも明らかとなっている。

（3）ビタミンB_6（ピリドキシン）

　ビタミンB_6は，ピリドキサールリン酸（PLP；pyridoxal 5'-phosphate）としてアミノ酸代謝酵素やそのほか多くの酵素の補酵素として作用している。ビタミンB_6は，ピリドキシン（PN；pyridoxine），ピリドキサール（PL；pyridoxal），ピリドキサミン（PM；pyridoxamine）の3種とそれぞれのリン酸エステル化合物の計6種をいう。腸内細菌によって産生されるので欠乏症は起こりにくい。

　食物中のビタミンB_6は，植物性食品ではピリドキシンが主で，動物性食品ではPLP，PMP，PLが主なものである。しかし，食物から摂取された各リン酸エステルは，消化液（ホスファターゼ）によって脱リン酸されることから，吸収と代謝を考える場合は，ピリドキシン（PN），ピリドキサール（PL），ピリドキサミン（PM）の3種に

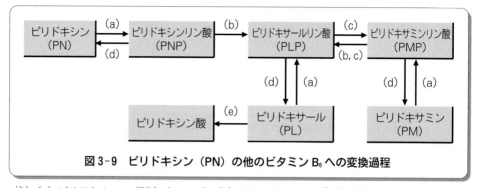

図3-9　ピリドキシン（PN）の他のビタミン B₆ への変換過程

注）（a）ピリドキサール（PL）キナーゼ，（b）ピリドキシンリン酸（PNP）オキシダーゼ，
　　（c）アミノトランスフェラーゼ，（d）ホスファターゼ，（e）PL オキシダーゼ

ついて考えればよい。

　これら3種の吸収は空腸で行われ，非飽和型の受動拡散であると考えられている。ピリドキシンの場合，腸管組織に吸収されたピリドキシンは，血液によって各組織に供給される。供給を受けた組織の中で酵素作用によって PLP に変換されると推測されている。吸収されたビタミン B₆ は，血液中の赤血球や血漿にとり込まれるが，この際，PN，PL はより早く赤血球に吸収され，PL より PLP のほうが強く血漿アルブミンに結合することがわかっている。

　食物から摂取したビタミン B₆ は，生体利用率が一般に 75％以上であるが，難消化性食物繊維の存在によって吸収率が低下する。

（4）ビタミンB₁₂（シアノコバラミン）

　ビタミンB₁₂ は，アデノシルコバラミンまたはメチルコバラミンとなって補酵素として作用する。アデノシルコバラミンは，水素原子の移動をともなう異性化反応，脱離反応，還元反応などに関与し，メチルコバラミンはメチル基の転移反応に関与する。

　天然にはビタミンB₁₂ そのものとしてよりも補酵素型として多く存在している。動物性食品の魚，卵黄，肝に多く，腸内細菌によっても産生される。野菜には含まれない。ビタミンB₁₂ は，胃内で食餌タンパク質から離れると同時に，一部は胃粘膜で合成される内因子（IF；intrinsic factor，糖タンパク質）と，大部分は唾液腺から分泌されるR−プロテインとの複合体を作る。このR−プロテイン−B₁₂ 複合体は，十二指腸に移行して膵臓由来のタンパク質分解酵素によってR−プロテインとB₁₂ に分解される。その後，B₁₂ はアルカリ性の環境下で内因子と結合して安定化する。この複合体は，腸内細菌叢にも抵抗性を示し，そして回腸下部粘膜に局在する受容体と結合しビタミンB₁₂ のみ吸収される。このとき，遊離のカルシウムイオンがB₁₂ と内因子の結合を高め，B₁₂ の吸収を促進すると考えられている。血中ではトランスコバラミンに結合して各組織に運ばれる。

（5）ビタミンC

　ビタミンCは，チロシンの代謝，コラーゲンの生成，多糖類などの硫酸化，免疫機能の増強に関与している。ビタミンCの細胞へのとり込みは，酸化・還元両形ともにその形で小腸微絨毛膜から担体利用の能動輸送により吸収される。しかしながら，その担体タンパク質については明らかとなっていない。

（6）葉酸（folic acid）

　葉酸は，テトラヒドロ葉酸（THF；tetrahydrofolic acid）となって，ホルミル基，メチレン基，メチル基などC1単位の転移反応における補酵素として作用する。葉酸の多くは天然にはTHFとして存在している。また，腸内細菌によっても合成される。

　葉酸の小腸での吸収は，モノグルタミン酸型葉酸のレベルで起こる。したがって，ポリグルタミン酸型葉酸は，小腸微絨毛膜に存在する加水分解酵素によってモノグルタミン酸型葉酸になり，担体依存の輸送により吸収細胞内にとり込まれる。この過程はpHの影響を受け，至適pHは5～6であるといわれている。

文　献

●参考文献
- 鈴木継美ほか：ミネラル・微量元素の栄養学，第一出版（1994）
- 細谷憲政ほか：消化・吸収―基礎と臨床―，第一出版（2002）
- 松田秀喜ほか：高吸収性カルシウム素材―CCM―の食品工業への応用，New Food Industry, 36, 17-22（1994）
- 上西一弘：食品および食品群別のカルシウム吸収率，Clinical Calcium, 6, 27-30（1996）
- 大谷　元：カゼインホスホペプチドの新たな生体調節活性：免疫調節作用，New Food Industry, 44, 1-10（2002）
- 安藤安弘：CPPの生理活性と，その応用，食品と開発，23, 52-56（1999）
- Ji-Bin Pong *et al*：Molecular Cloning and Characterization of a Channel-like Transporter Mediating Intestinal Calcium Absorption, J. Biol. Chem., 274, 22739-22746（1999）
- 太田篤胤：難消化性糖質（フルクトオリゴ糖）のミネラル吸収促進作用，日本栄養・食糧学会誌，52, 387-395（1999）
- 佐久間慶子：フルクトオリゴ糖による吸収促進作用の分子生物学的メカニズム，腸内細菌学雑誌，16, 11-19（2002）
- ギュエン・ヴァン・チュエンほか：ビール酵母の特性・糖尿病抑制および鉄吸収促進について，New Food Industry, 44, 7-15（2002）
- 福田守道ほか：ビタミンの吸収と担送の最近の進歩，ビタミン，63, 409-455（1989）
- 梅垣敬三：ビタミン・ミネラル系の素材と利用，食品と容器，40, 198-203（1999）

第 4 章

難消化，吸収阻害および微生物活性機能

1．難消化成分と生体

　難消化性の食品成分には，多糖やリグニン以外にも種々の新規なオリゴ糖の開発がされている。大きく分けて糖アルコール類，オリゴ糖類および食物繊維類に分類される。現在，これらの難消化成分は優れた生理機能を有することが明らかとなり，健康上極めて重要な成分として位置づけられるようになってきている。ここでは，食物繊維を中心として難消化成分について述べることにする。

1．1　低エネルギー

　食物繊維はヒトの消化酵素で分解されず，そのまま大腸に到達する。したがって，エネルギーの生産は 0（kcal/g）であると考えられてきた。しかしセルロースなどをアイソトープでラベルしてラットに与えると，呼気中の炭酸ガスに放射能が現れてくる。これは腸内細菌がセルロースを発酵して，揮発性の脂肪酸や有機酸に変え，これらが吸収されて最終的に炭酸ガスに変化した結果である。このように食物繊維は腸内細菌で分解され，人体においても少量ではあるがエネルギー源として利用されている。

　食物繊維は，揮発性の短鎖脂肪酸として主に吸収され，単糖としては吸収されない点が，消化性の良い糖類とは異なる。そのため，すぐにエネルギーとして燃焼するので，血液中のコレステロールや脂肪の増加は少なく，肥満を引き起こすことも少ない。糖から生産される同じエネルギー源ではあるが，難消化性物質と消化の良い糖類とはその性質に相違がみられる。食物繊維のような難消化性成分を摂取するとエネルギー産生量の低下につながることは，次のようにまとめられる。

表 4-1　短鎖脂肪酸からのエネルギー供給

動物種	貢献率（％）
ウ　シ	70〜80
ヒツジ	57〜79
ヤ　ギ	37〜46
シ　カ	25
ウサギ	8〜12
ラット	5〜10
ブ　タ	5〜30
ヒ　ト	5〜10

出典）Parra，1978．より作成

①　難消化性糖質そのものは直接エネルギー源になりにくい。*

②　食物繊維の多い食品は体積が大きいので，高カロリーの脂肪摂取量が相対的に低下する。

③　食物繊維はその他のエネルギー源となる栄養素の消化・吸収を一部阻害し，吸

収する総エネルギー量を少なくする。

④ 高食物繊維食品の場合は，食するのに時間を要し，唾液，胃液の分泌を促すので満腹感が得られ，これを長く持続させるため，食事の総量が減る。

⑤ 胃・小腸の通過時間を遅らせるので，糖や脂肪の吸収を遅らせる。

*厚生労働省の定める栄養表示基準によれば，食物繊維のエネルギー換算係数は以下のようである。

表にないものについては，次に掲げるエネルギー換算係数の設定に関する考え方に従うこと。

1）大腸に到達して完全に発酵されるものは 2 kcal/g とする。

2）発酵分解を受けない食物繊維は，原則として 0 kcal/g とする。

3）発酵分解率が明らかな食物繊維については，以下による。

  発酵分解率が 25% 未満のもの ……… 0 kcal/g

  発酵分解率が 25% 以上，75% 未満のもの ……… 1 kcal/g

  発酵分解率が 75% 以上のもの ……… 2 kcal/g

注）発酵分解率は人を用いた出納実験によって求めることができる。

食物繊維素材名	エネルギー換算係数（kcal/g）
寒　天 キサンタンガム 低分子化アルギン酸ナトリウム サイリウム種皮 ジェランガム セルロース ポリデキストロース	0
アラビアガム 難消化性デキストリン ビートファイバー	1
グァーガム（グァーフラワー，グァルガム） グァーガム酵素分解物 小麦胚芽 湿熱処理でんぷん（難消化性でんぷん） 水溶性大豆食物繊維（WSSF） タマリンドシードガム プルラン	2

（厚生労働省医薬局食品保健部通知「栄養表示基準における栄養成分等の分析方法等についての一部改正について」（2003年2月））

1.2 吸収遅延

　水溶性食物繊維（ペクチンやガム類など）は保水性があり，また高い粘性を与え，ゲルを形成する性質をもっている。これらは，摂取した食物の胃から小腸への移動にかかわっており，いろいろな栄養素や食品成分の吸収を調節している。つまり，水溶性食物繊維は胃に入ると，水分と混じり粘度をもつドロドロ状態のゲルを形成して，胃や小腸の内容物の拡散速度を遅らせたり，消化酵素活性に影響を与えたりしている。

　低食物繊維の場合には，栄養素は小腸の上部で急速に吸収されるが，小腸内容物中にガム類などが含まれると粘度が高まるので，栄養素は小腸全体に行きわたり，食物成分はゆっくりと吸収されることになる。グルコースが体内に急に入ることは，インスリンを多量に分泌しなければならない。したがって食物繊維の摂取はインスリン分泌作用を遅らせ，血糖値の急激な上昇を抑えるとともに，膵臓に対する刺激を軽くすることになる。

1.3　コレステロール低減作用

　食物繊維にはコレステロール吸収阻害作用がある。生体のコレステロールは，食事による摂取量以上に体内での合成量の方が多い。コレステロールは肝臓で胆汁酸に合成される。胆汁酸は脂肪の消化を助けるために胆のうを経て十二指腸へ排出さる。そして小腸・大腸から再吸収されて肝臓に戻る（腸肝循環）。ここで胆汁酸の再吸収を阻害すると，肝臓のコレステロールから胆汁酸への異化が促進され，このため血中コレステロールの肝臓へのとり込みが増加し，血中コレステロールが低下する。食事内容がコレステロール代謝に大きくかかわっている。

　結局，食物繊維のコレステロール低減作用は，①高粘度によるコレステロールの腸管壁への移動阻害，②コレステロールと食物繊維とのイオン結合・水素結合によるコレステロール吸収効率の低下，③ゲル形成による疎水化で脂肪性成分のミセル化阻害を生じる，などの結果であるとされる。

1.4　消化管内通過時間短縮
（1）不溶性食物繊維の作用

　多量の食物繊維を摂取することは未消化部分が多くなり，腸管の内側へ適度の刺激を与える。一般に，小腸から大腸へ流れる内容物は，結腸で水分が除去されて密度が

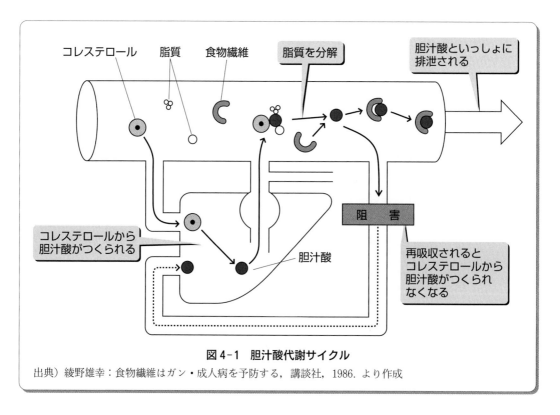

図4-1　胆汁酸代謝サイクル

出典）綾野雄幸：食物繊維はガン・成人病を予防する，講談社，1986．より作成

高くなる。食物繊維を多量に摂取すると，難消化性繊維が腸の内側で吸水して膨大するので，便量が増えて軟らかくなり腸の収縮運動を活発にする。したがって，腸内の移動速度は速くなり，通過時間も短縮される。腸管内を早く通過することは，大腸壁から吸収される水分が少なくなるので，便は軟らかく動きやすい状態で容易に先へ送られていく。逆に通過時間を要すると内容物から水分の吸収量が多くなるので容積が小さくなり，動きにくい状態となる。

このように不溶性食物繊維は体内で異物的にはたらき，腸の内容物を速く体外へ送り出すが，これに比べて水溶性食物繊維は胃における滞留時間がむしろ長い。このように消化管内の動きは食物繊維の種類により相違がみられる。

（2）腸内細菌の作用

食物繊維は腸内細菌により分解発酵され，有機酸（酢酸や酪酸など）を生成する。これらの酸が便と大腸壁の間で下剤的に作用し，便の移動速度を速くする。同時に大腸壁から逆に水分を吸収し，便の水分含量を増大させるので，便の移動速度は速くなる。過度に増えるとその速度はさらに速くなり下痢となる。

また，食物繊維は腸内細菌の発酵作用により，ガス（炭酸ガス，水素ガス，メタンガスなど）を発生する。このガスが体外への放出時に腸を刺激して，腸の収縮運動を活発にする。このことによっても腸の内容物移動速度が速くなる。

食物繊維の作用は次のように整理される。

表 4-2　食物繊維の各種作用

物理・化学的作用	生物作用	生理作用
保水性	腸内細菌叢の変化	咀嚼効果
粘　度	ビタミン産生	飽満感
イオン交換作用	短鎖脂肪酸生成	胃内滞留時間
結合作用	ステロール変換	消化・吸収への影響
ゲル濾過作用	ガス産生	胆汁酸分泌
粒度の違い	pH の変化	腸肝循環
加工による違い		小腸形態と細胞分裂
		通過時間

出典）土井邦紘・辻　啓介編：食物繊維―基礎と臨床，朝倉書店，1997. より作成

2．微生物活性機能

2．1　腸内細菌叢の変動

大腸内に棲息する細菌叢の構成は年齢や食事内容，健康状態，生理機能などにより差があるが，おおよそ 100 種類，その数 $10^{10} \sim 10^{11}$ 個（腸内容物 1 g 当たり）にも達するといわれる。

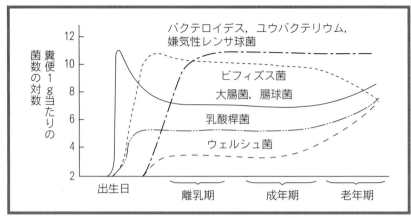

図 4-2　年齢とともに移り変わる大腸内細菌

出典）㈱日本ビフィズス菌センター監修・光岡知足編：腸内フローラと健康，学会セ
ンター関西，1998．より作成

　図 4-2 に示すように，大腸内細菌は生後 4〜5 日目あたりからビフィズス菌が優
勢となり，離乳期近くになると次第に種々の細菌が腸管内に侵入してくる。やがてグ
ラム陰性桿菌優勢の成人型に近い腸内細菌叢となり，幼児，児童，成人，老年期へと
移行するにしたがいその種類と数に変化がみられる。老年期に入るとビフィズス菌は
減少して，ウェルシュ菌などが増加してくる。その結果，アンモニア，アミン，イン
ドール，硫化水素などが生成し，吸収され，さまざまな胃腸障害が起きる原因となる。
さらには生活習慣病や老化などの要因になるといわれている。

　そこで，腸内細菌叢中のビフィズス菌を優勢に保ち，有害菌を抑えることが，健康
を維持する上で重要なことになってくる。

2.2　プロバイオティクスとプレバイオティクス

　プロバイオティクスとは，ビフィズス菌など，生体によい影響を与える生菌をいい，
プレバイオティクスとは，それらの生育を助ける作用のある，オリゴ糖などの物質を
指している。プロバイオティクスのラクトバチルス菌やビフィズス菌には，アレルギ
ー予防効果があることが明らかにされつつあり，それらの生長を促すプレバイオティ
クスの，免疫系におよぼす効果が期待されている。近年の先進国におけるアレルギー
の急速な増加は，衛生環境の改善にともなう感染症の減少や，正常な腸内フローラの
形成の遅れが影響しているのではないかと指摘されている。

（1）乳酸菌・ビフィズス菌の生理機能

　腸管内の微生物環境を改善し有益菌を優勢型に保つことは，乳酸菌などのもつ有用
性を十分に引き出させることで重要である。

　乳酸菌・ビフィズス菌のはたらきとして，つぎのようなことがあげられる。

1）整腸作用

①乳酸菌は腸管内で乳酸を生成し腸管の蠕動運動を促進させ便性改善などの調節をしている。

②腸内を酸性環境にするので腸内フローラのバランスを整え有害菌・病原菌などを抑制し有害物質や発がん物質の生成を抑える。

③乳糖分解酵素（β-ガラクトシダーゼ）産生によって乳糖不耐症の軽減に効果を示す。

2）ビタミンの産生，主にビタミンB群を産生する。

3）アレルギー抑制作用を有する。

4）抗腫瘍性・がん危険性の低減

①貧食細胞を増やしながら腫瘍細胞増殖を抑制するなど，免疫力増強作用を示す。

②菌体（生菌・死菌）が，変異原性物質や発がん性物質との結合能を有する。

乳酸菌細胞壁の結合能は他の細菌に比べて著しく高いとされる。これは細胞壁画分のペプチドグルカンと結合しやすいとされており，結合したものは体外へ排出される。

5）血清コレステロール低減作用

①胆汁酸に対する脱抱合性

特に乳酸桿菌が胆汁酸に対する脱抱合性にすぐれており，血清コレステロール量低減作用をもつ。胆汁酸の脱抱合が生じると，肝臓が胆汁酸を供給するために多くのコレステロールが消費され，一方，脱抱合された二次胆汁酸は腸管壁から吸収されにくく，多くは体外へ排出される。

②菌体とコレステロールの結合作用

菌株により結合率に差があるとされるが，変異原性物質や発がん性物質と同じように，コレステロールの結合能が確認されており，結合したコレステロールは体外へ排出される。

表4-3　主なプロバイオティクスの保健効果

属　名	種　名	主要な株	主な保健効果
Lactobacillus	*acidophilus*	La5	下痢症状の軽減
	casei	Shirota	免疫力の賦活化，抗ウイルス作用
	johnsonii	La1	ワクチン作用
	plantarum	299v	LDL-コレステロールの低減化作用
	rhamnosus	GG	ウイルス性下痢の症状緩和
			免疫力の賦活化
	salivarius	UCC118	腸炎の緩和
Bifidobacterium	*breve*		腸炎の緩和
	lactis	Bb12	免疫力の賦活化，抗ウイルス作用

出典）細野明義：乳酸菌とヨーグルトの保健効果，幸書房，2003．より作成

主なプロバイオティクスとしての菌種とその保健効果を表4－3に示した。

（2）ビフィズス菌に選択的に利用されるオリゴ糖

ビフィズス菌の増殖に効果があるとされるオリゴ糖は，フルクトオリゴ糖，キシロオリゴ糖，ガラクトオリゴ糖，乳果オリゴ糖（ラクトスクロース），大豆オリゴ糖（ラフィノース，スタキオース），分岐オリゴ糖（イソマルトオリゴ糖）などが知られている。

これらのオリゴ糖は摂取しても体内で分解されず，大腸へそのまま到達して，腸内細菌の栄養源となる。大腸ではビフィズス菌に優先的に利用されるが，腐敗細菌に利用されることは少ない。

オリゴ糖には次のような生理効果が知られているが，その詳細についてはオリゴ糖の項を参照されたい。

① 腸内細菌叢の改善
② 整腸作用
③ 血清脂質の改善
④ 腸内腐敗細菌と有害物質産生の抑制
⑤ カルシウムの溶解度増大にともなう吸収促進

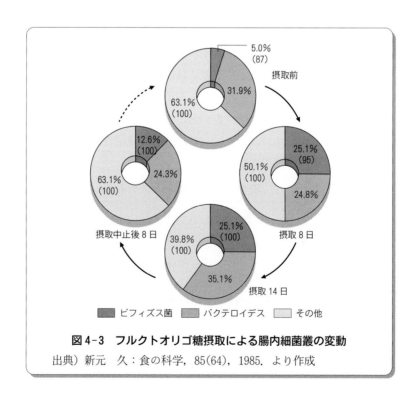

図4-3　フルクトオリゴ糖摂取による腸内細菌叢の変動
出典）新元　久：食の科学，85(64)，1985．より作成

2.3 非う蝕誘発性

スクロースがう蝕（虫歯）の最大の誘因物質とされているが，スクロースの摂取量が同一であっても，う蝕になる人とならない人がおり，う蝕はさまざまな要因からなる疾患とされている。

（1）う蝕の発生

う蝕の発生は，口腔内の微生物や糖質による酸の生成，また唾液および歯の性質などに起因するとされている。

う蝕発生に関与すると推定されるミュータンス菌（*Streptococcus mutans*）は，酸発酵性の連鎖球菌の一種である。この菌はスクロースから不溶性のグルカン（主にα-1,3結合）を合成するグルコシル転移酵素（GTase；glucosyltransferase）を産生する。この酵素作用により生成されたグルカンは粘着性が強く，他の細菌とともに歯の表面に付着して細菌集落（歯垢）を形成する。この歯垢内で発酵により酸生成が行われ，歯のエナメル質を溶かしてう蝕が進行すると考えられる（図4-4）。

（2）抗う蝕性の糖質

スクロースを基質としてミュータンス菌のGTaseは粘着性の強い不溶性グルカンを合成するので，この合成を抑えると，う蝕の発生を抑えることができると考えられる。

抗う蝕性，低う蝕性，および非う蝕性を示す糖質とは，酸発酵されにくくグルカン合成の基質になりにくい糖質のことである。抗う蝕性糖質としては，パラチノース，マルチトール，エリスリトール，還元パラチノース，またトレハロース，キシロシルフラクトシド，イソマルトシルフラクトシド，シクロデキストランなどがある。

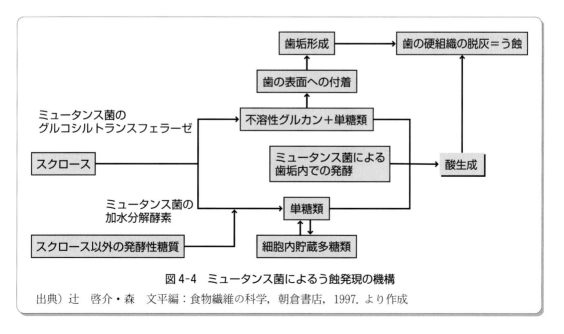

図4-4　ミュータンス菌によるう蝕発現の機構

出典）辻　啓介・森　文平編：食物繊維の科学，朝倉書店，1997.より作成

（3）酸 の 発 酵

　糖質の種類によって，口腔内細菌による酸生成の速度に差異がある。速く発酵され酸を生成する糖質はグルコースやスクロースなどであるが，デンプンなど（高分子糖質）はこれらに比べ酸生成が遅い。酸生成が速いと，歯垢のpHも速く低下する。しかし，低分子糖質であるがパラチノースなどは，スクロースに比べて生成する酸量は少なくpH低下も少ない。歯のエナメル質の脱灰はpH 5.5以下になると急激に生じるので，酸生成の抑制は極めて重要である。

（4）不溶性グルカンの合成と抑制

　糖質からミュータンス菌の産生するGTaseは不溶性グルカンを合成するが，パラチノースやトレハロースはスクロースからの不溶性グルカンの合成を阻害する。ミュータンス菌によって酸発酵されにくいキシロシルフラクトシドやイソマルトシルフラクトシドも，抗う蝕性糖質であり，スクロースから不溶性グルカンの合成を著しく阻害する。

　一方，糖アルコールはミュータンス菌などにより利用されず，非う蝕性糖質であるが，スクロースと共存するときにはスクロースのう蝕誘発を抑制する作用はない。茶のポリフェノールは虫歯菌増殖抑制作用を有し，また緑茶から抽出した緑茶フッ素は歯の表面をフッ素コーティングして歯を保護し酸に溶けにくい状態に改善するとされ，ガム類に配合された製品がある。

（5）再 石 灰 化

　歯の脱灰（歯からカルシウムが溶出）と再石灰化（歯へカルシウムが供給）のバランスが崩れた状態になると脱灰が進み虫歯となる。

　歯の脱灰抑制には，非代謝性の糖を利用することと虫歯菌増殖の抑制があげられる。歯の健康維持に関与する成分としてカゼインホスホペプチド－非結晶性のリン酸カルシウム複合体（CPP-ACP）や，キシリトール，マルチトール，第2リン酸カルシウム，フクロノリ抽出物があり，ガム類などに配合され製品化されている。

（6）CPP-ACP（カゼインホスホペプチド・非結晶リン酸カルシウム複合体, Casein phosphopeptide-amorphous calcium phosphate）

　牛乳カゼイン由来のCPPと非結晶リン酸カルシウムより人工的に作り出した化学合成物（リカルデントTM）。CPP-ACPは歯の再石灰化を促進させるリン酸カルシウムを沈殿させない過飽和状態にし，高濃度かつ吸収されやすくしている。また，この成分がエナメル質の内側まで浸透させる特徴をもち，歯の脱灰を抑制し，再石灰化を促して歯を強くする作用がある。

（7）ユーカリ抽出物（マクロカルパールCとして）

　ユーカリ（グロブラス種）の葉から抽出した成分マクロカルパールCをはじめとするユーカリポリフェノール類は，ポルフィロモナス・ジンジバリス（*Porphyromonas gingivalis*）などの歯周病菌の増殖を抑制し，歯垢の生成を抑えて歯周病を予防するとされる。

3．難消化性炭水化物

3．1　糖アルコール

　糖アルコールは，還元糖のカルボニル基を水素添加して還元すると得られる。この中で，エリスリトールはグルコースを原料として酵母によって製造される。これらの糖アルコールは食品や食品添加物として利用した場合，一般の糖質に比べ低カロリーである。糖アルコールとその原料を表4-4に示した。

表4-4　原料と糖アルコール

区　分	原　料	糖アルコール	含有食品	熱量
単 糖 類	ブドウ糖 キシロース アラビノース ガラクトース ブドウ糖 フルクトース マンノース	エリスリトール キシリトール アラビトール ガラクチトール ソルビトール ソルビトール マンニトール マンニトール	きのこ，発酵食品，果実 いちご，野菜類 きのこ類，地衣類 紅藻類 ぶどう，バラ科植物 きのこ類，海藻類	0 kcal/g 3 kcal/g 3 kcal/g 2 kcal/g
二 糖 類	マルトース ラクトース パラチノース	マルチトール ラクチトール パラチニット	食品扱い 食品扱い 食品扱い	2 kcal/g 2 kcal/g 2 kcal/g
三 糖 類	マルトトリオース イソマルトトリオース	マルトトリイトール イソマルトトリイトール	食品扱い 食品扱い	2 kcal/g
四糖類以上	オリゴ糖シロップ 水あめ	還元オリゴ糖シロップ 還元水あめ	食品扱い 食品扱い	

出典）日本応用糖質科学会東日本支部監修，日高秀昌・坂野好幸編：糖と健康，学会センター関西，1998. より作成

（1）糖アルコールの生体調節機能

1）非 う 蝕 性

　糖アルコールは酵素によって分解されにくく，また微生物に利用されにくいため，一般に非う蝕性の糖質である。

　糖アルコールはミュータンス菌などによって，酸生成の基質にはならず，グルカンの合成を抑えることが明らかとされている。程度の差はみられるが，マルチトール，キシリトール，エリスリトール，マンニトール，ソルビトール，パラチニット，ラクチトールおよび還元麦芽糖水あめなどは，同じような効果を示している。

2）インスリン分泌非刺激性

　糖アルコールは，腸内であまり吸収されず，一般の糖質と比較すると小腸内での加

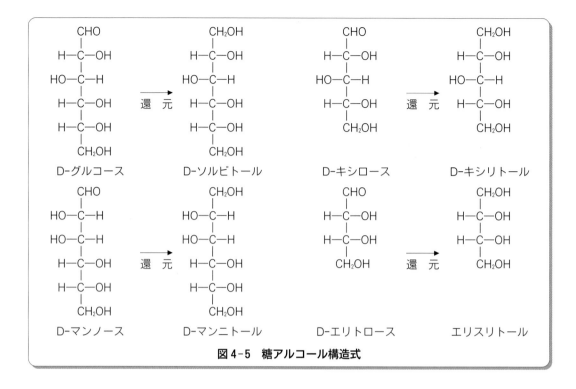

図4-5　糖アルコール構造式

水分解や吸収の速度は遅い。ただし，エリスリトールはおおよそ90%が吸収される。また，血糖値を上昇させることも少なく，血清インスリンの分泌を刺激しないことが認められている。

3）カルシウムの吸収促進作用

　カルシウムは骨形成などに必要であり，カルシウム摂取不足がもたらす骨粗しょう症ではカルシウム補給が重要となっている。動物実験において，カルシウムと一緒に糖アルコール（ソルビトールおよびマルチトール）を与えると，カルシウムの吸収率と保持率が増大するとされている。また，ソルビトールはカルシウム以外のミネラル（Mg，P，Fe，Cuなど）の吸収にも効果があるとされる。

4）そ　の　他

　糖アルコールはインスリン分泌を刺激しないことから，リポタンパク質リパーゼ（LPL；lipoprotein lipase）活性を高めない。したがって，中性脂肪の体内蓄積防止効果があると考えられる。この酵素は体内の脂肪細胞への中性脂肪のとり込みに関与するので，酵素活性が高いと脂肪のとり込みが促進される。

　ソルビトールにはビタミンB群の吸収を促進したり，整腸作用の効果もあるといわれる。

　また，糖アルコールは一般の糖類に比べると緩下作用（一時的に下痢を起こす）を有する。エリスリトールは小腸内で吸収されるので，下痢を起こしにくい糖アルコールとされている。糖アルコールの下痢を指標とした最大無作用量を図4-6に示した。

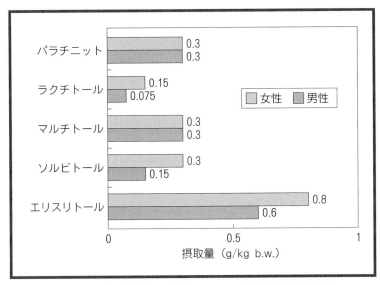

図4-6　下痢を指標とした糖アルコール類の最大無作用量

出典）日本応用糖質科学会東日本支部監修，日高秀昌・坂野好幸編：糖と
健康，学会センター関西，1998. より作成

（2）キシリトール（キシリット）

　各種の糖アルコールの中より，キシリトールについて，実用化されている食品例も
含めその機能をまとめた。

1）キシリトールの製造

　キシリトールは，いちご，あんず，カリフラワーなどの多くの野菜・果実に存在し
ているが，工業的にはキシランから得られるキシロースを直接還元して作られる。

2）キシリトールの性質

①甘味度や味質はスクロースに類似しており，糖アルコールの中では最も砂糖に近
い甘味を有し，低温域で高甘味性を示している。

②溶解性は良好で，砂糖や他の糖アルコールに比べ粘性が低い。渋味のマスキング
や風味増強なども知られる。

③溶解時の吸熱量が大きいため，口の中に入れると冷涼感がある。溶解熱（cal/g）
をスクロースの −4.5 と比較するとキシリトールは −36.6，またエリスリトール
は −42.9 である。

④キシリトールは大部分が小腸で吸収されて体内で代謝されるが，血糖値には影響
しないのでインスリンの分泌を促さない。

⑤一度に大量摂取すると他の糖アルコールと同様に腹部の膨満感，また下痢を起こ
したりする。

3）キシリトールのう蝕抑制

キシリトールはミュータンス菌などにより利用されにくいので，不溶性グルカン合

成が少ない。したがって酸産生性および耐酸性の細菌フローラが減少するためミュータント菌数も減り，う蝕抑制効果，また歯の再石灰化促進効果を示す。

4）キシリトールの利用

　食品においてシュガーレスのチューインガム，錠菓，キャンディー，ゼリーなどのキシリトール製品がある。これらの製品は，口の中で比較的長い時間滞留するので，キシリトールのう蝕抑制など，大きな効果が発揮されやすい。また，洗口液，ならびに歯磨剤として利用されている。

3．2　機能性オリゴ糖

　機能性オリゴ糖の種類をそれらの主原料から整理すると，デンプン，スクロース，ラクトース，その他の素材（主に多糖類）に分類される。

（1）難消化性オリゴ糖の種類

　構成糖別に分類したオリゴ糖の主な種類を表4-5に示した。原料とそれからオリゴ糖を産生する場合に主要な役割を果たす酵素の関係は図4-7のようにまとめられる。

（2）母乳に含まれるオリゴ糖

　ヒトの母乳中には牛乳の約100倍ものオリゴ糖が含まれるといわれており，難消化性オリゴ糖にガラクトシルラクトース（4'-GL）やペンタサッカライドなどの存在が知られている。母乳中の難消化性オリゴ糖は腸内における有害菌を抑制し，ビフィズス菌の栄養源となるなど腸内細菌の増殖に効果をもたらしている。このオリゴ糖は特に病原性大腸菌が細胞へ付着することを阻害するといわれ，母乳栄養乳児は病原性大腸菌の感染による下痢症状を引き起こすことが少ないと報告されている。

　人乳と牛乳との成分を比較すると表4-6，4-7のようになる。

　人乳にはタンパク質が少ないが，乳糖が多いので甘味がある。牛乳のタンパク質は人乳の約3倍含まれおり，カゼイン含量は約6倍も存在する。他の動物乳と異なり，人乳のタンパク質はアルブミンに富む。したがって，人乳はソフトカードを生じ消化がよい。人乳には存在しない，牛乳のβ-ラクトグロブリンは新生児にとっては異種タンパクで，アレルギーを起こすこともあるが，人乳にはその心配はない。ラクトフェリン（鉄イオン結合性糖タンパク質）は人乳に多く，強い鉄結合能をもち，病原体の増殖に必要な鉄を奪うため抗菌作用，抗エンドトキシン作用を示す。

　乳汁の酵素類（アミラーゼ，リパーゼ，カタラーゼ，フォスファターゼ，ロイシンアミノペプチターゼ，トランスアミナーゼ）は，成熟乳より初乳中に多く含まれ，アルカリフォスファターゼ以外のものは人乳中に多く存在している。

　人乳中にある免疫体は，乳児の腸管壁を保護し感染を防御しており，特にsIgAが初乳中に多い。また人乳にはリゾチームが3〜10mg％（牛乳は0.1mg％）と多く，感染防止に役立っている。

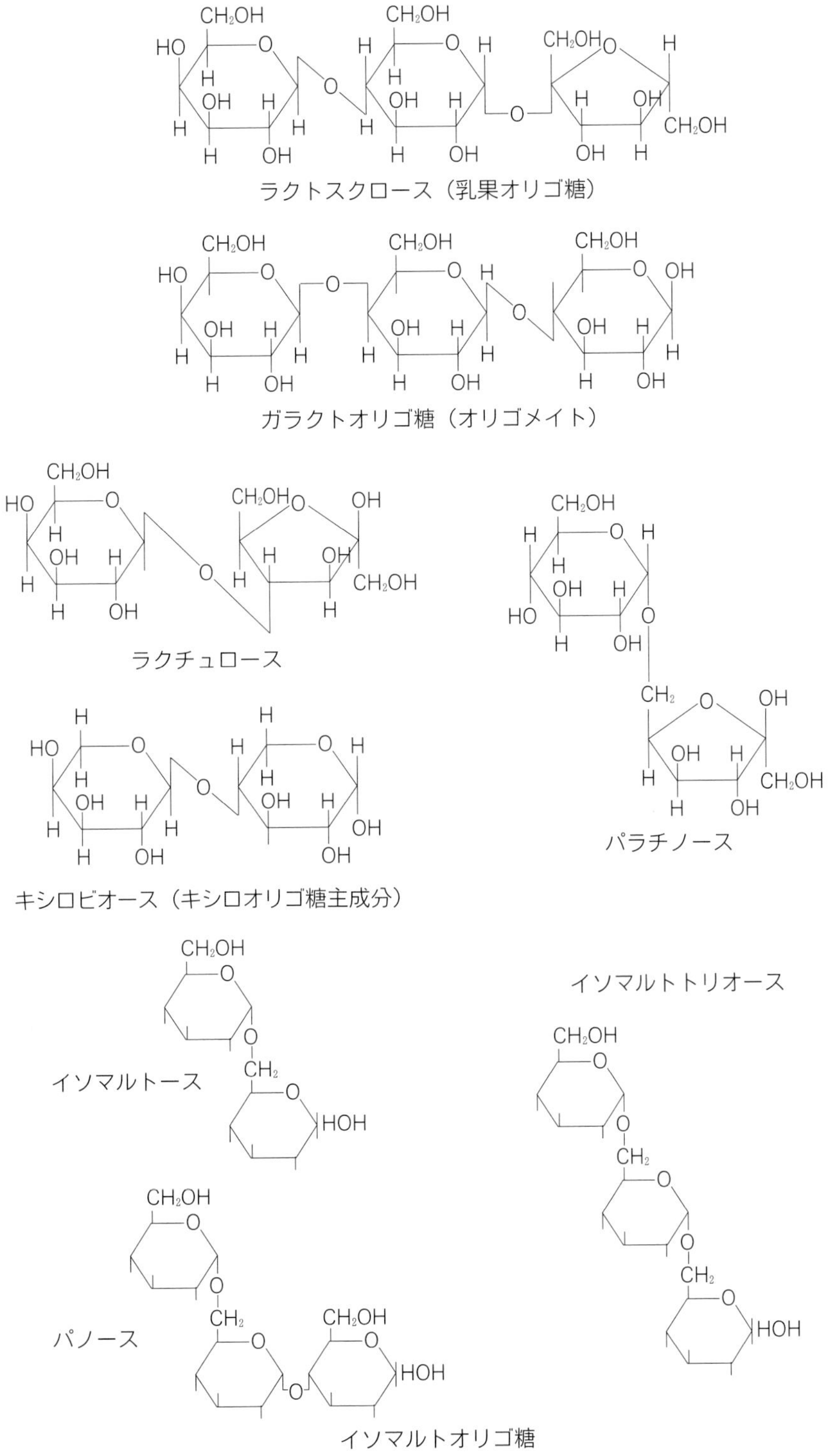

ラクトスクロース（乳果オリゴ糖）

ガラクトオリゴ糖（オリゴメイト）

ラクチュロース

パラチノース

キシロビオース（キシロオリゴ糖主成分）

イソマルトース

イソマルトトリオース

パノース

イソマルトオリゴ糖

図4-7　おもな難消化性オリゴ糖

表4-5　原料別に分類したオリゴ糖の種類

デンプン関連	マルトオリゴ糖：$G_2 \sim G_7$（マルトース〜マルトヘキサオース） イソマルトオリゴ糖（分岐オリゴ糖）：イソマルトース，パノース，イソマルトトリオース サイクロデキストリン（CD）：α-CD，β-CD，γ-CD，HP-βCD，分岐CD その他：マルチトール，ゲンチオオリゴ糖，ニゲロオリゴ糖，トレハロース
スクロース関連	マルトオリゴシルスクロース，フルクトオリゴ糖，パラチノース（イソマルチュロース）， ラクトスクロース，キシロシルフルクトシド，ラフィノース，スタキオース，トレハロース
ラクトース関連	ガラクトオリゴ糖，ラクトスクロース，ラクチュロース，ラクチトール
その他	キシロオリゴ糖，アガロオリゴ糖，キチン・キトサンオリゴ糖，マンノオリゴ糖， アルギン酸オリゴ糖，シアル酸オリゴ糖，サイクロフルクタン，サイクロデキストラン

出典）日本応用糖質科学会東日本支部監修，日高秀昌・坂野好幸編：糖と健康，学会センター
関西，1998. より作成

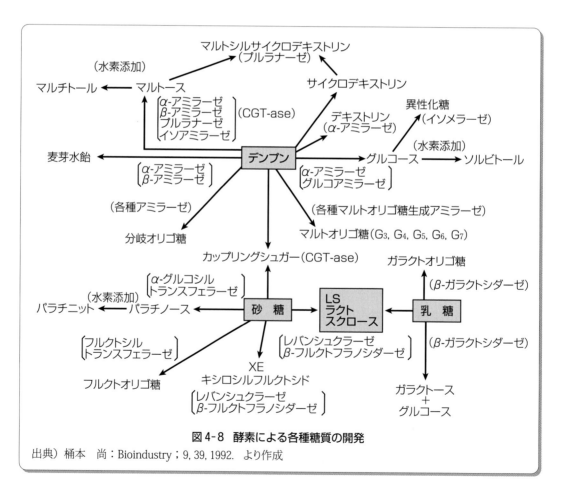

図4-8　酵素による各種糖質の開発

出典）桶本　尚：Bioindustry；9, 39, 1992. より作成

表4-6 牛乳と人乳の主な栄養素の比較（100g当たり）

栄　養　素	人　乳	普通牛乳
エネルギー（kcal）	61	61
水　　分（g）	88.0	87.4
タンパク質（g）	1.1	3.3
脂　　質（g）	3.5	3.8
糖　　質（g）	7.2	4.8
カルシウム（mg）	27	110
リ　　ン（mg）	14	93
鉄（mg）	0.04	0.02
ナトリウム（mg）	15	41
カリウム（mg）	48	150
レチノール活性当量（μg）	46	38
ビタミンB_1（mg）	0.01	0.04
ビタミンB_2（mg）	0.03	0.15
ナイアシン（mg）	0.2	0.1
ビタミンC（mg）	5	1
飽和脂肪酸（g）	1.32	2.33
不飽和脂肪酸（g）	2.13	0.99
コレステロール（mg）	15	12

出典）日本食品標準成分表2020年版（八訂）　より作成

表4-7 牛乳および人乳の主要ホエー（乳清）タンパク質の種類と乳中の含量

タンパク質	牛　　乳	人　　乳
	含　量（g/kg）	
全ホエータンパク質	4～7	3～8
α-ラクトアルブミン	0.6～1.7	1.5
β-ラクトグロブリン	2～4	0
血清アルブミン	0.1～0.4	0.3～0.5
ラクトフェリン	0.02～0.2（初乳：1）	2～4（初乳：6～8）
免疫グロブリン		
IgG	0.72（初乳：32～212）	0.03～0.04（初乳：0.43）
IgG_1	0.6　（初乳：20～200）	—
IgG_2	0.12（初乳：12）	—
sIgA	0.13（初乳：3.5）	1　（初乳：17.35）
IgM	0.03～0.04（初乳：8.7）	0.1（初乳：1.59）

出典）加藤保子編：食品学各論，南江堂，2002．より作成

（3）機能性オリゴ糖の特性

1）整　腸　作　用

　オリゴ糖は整腸作用をもつ糖質として，特定保健用食品の素材として認められてい

るものが多い。これらのオリゴ糖は摂取後消化されずに大腸に到達し，腸内細菌の栄養源となり，腸内細菌叢の改善や便性改善に役立っている。

2）う蝕抑制作用

オリゴ糖の中でもパラチノース，トレハロースやイソマルトオリゴ糖（パノースを含むシラップ，イソマルトースを含むシラップ）などがう蝕抑制作用を有するとされる。またガラクトオリゴ糖の低う蝕性も報告されている。

3）ミネラル吸収の促進作用

ミネラルの吸収について，ガラクトオリゴ糖，フルクトオリゴ糖，ラクトスクロースなどのオリゴ糖による吸収促進効果が明らかにされている。

カルシウムは，大腸内でビフィズス菌がオリゴ糖を栄養源として有機酸を産生するので，腸内pHが低下し，カルシウムが溶解しやすくなり吸収促進されるものとされている。

4）インスリン分泌非依存性

難消化性糖質は消化吸収されにくいため，摂取しても血糖値を上昇させることはなく，インスリン濃度にも影響をおよぼさない。このことは糖アルコールにおいても同様である。

5）そ の 他

その他の機能に，腸内のビフィズス菌増加によりビタミンB群が産生される。また，ガラクトオリゴ糖，ラクトスクロース，キトサンオリゴ糖などにはコレステロール低下作用や肝機能障害の改善作用があり，キチンオリゴ糖，ニゲロオリゴ糖には免疫賦活作用などが知られている。

3.3　多　糖　類
（1）セルロース

セルロースはD-グルコースがβ-1,4グリコシド結合し，直鎖構造をしている。これら多数のセルロース分子が会合して緻密な繊維状のミセルを形成しているので，水分子が入りにくく，加熱しても水に溶けない。

分子中の水酸基は無機酸や有機酸とエステル結合して，カルボキシメチルセルロース（CMC；carboxymethyl cellulose）などが産生されている。カルボキシメチル基で40％以上を置換すると水溶性に変わり，安定な高粘性のコロイド溶液となる。食品にはトマトケチャップ，ジャムなどの増粘安定剤として広く使われている。生理機能は消化管通過時間と排便作用に大きく関与し，整腸作用としての効果が大きい。

（2）ヘミセルロース

セルロースやリグニンに比べると酵素や酸による加水分解を受けやすい。ヘミセルロースには主としてヘキソースから構成されるヘキソサンと，ペントースから構成されるペントサンがある。ヘキソサンにはマンナンやガラクタンなどがあり，ペントサ

ンにはキシランやアラビナンなどがある。ヘミセルロースは植物の種類により構造や機能性が異なり，多様性に富んでいる。ビフィズス菌に対する選択的な栄養効果，また大腸がんの予防効果，コレステロールや血圧の上昇抑制効果など，生活習慣病の予防が注目されている。

（3）ペクチン

ペクチンは野菜や果実（特に柑橘類，りんご）に多く存在している。D-ガラクツロン酸がα-1,4 グリコシド結合した直鎖状をしている。D-ガラクツロン酸のカルボキシル基は部分的にメチルエステル化されている。

ペクチンはゲル化能，保水性，粘性等の特性をもち，ジャム，ゼリーなどの食品に広く利用されている。整腸効果，解毒効果，また，胆汁酸の再吸収阻害やミネラルの吸着，膵液分泌亢進など広範囲の作用を示す。

（4）グルコマンナン

グルコマンナンはコンニャクイモの主成分で，D-グルコースとD-マンノースが2：3の構成比で結合した多糖類である。親水性，保水性が大きく，水を添加すると膨潤しゾルを形成する。これをアルカリ性にして加熱すると，弾力のあるゲルとなる。この原理を応用して食用こんにゃくが作られる。グルコマンナンと食用こんにゃくの生理作用はかなり異なるといわれる。ヒトの消化酵素にはマンナーゼがないために，高粘度を保ちながら胃，小腸を通過するので食物繊維としての生理作用を示す。

（5）キチン・キトサン

キチンはエビ，カニなどの甲殻類の殻，昆虫の甲皮，キノコ，酵母などの細胞壁に広く存在している。N-アセチルグルコサミンがβ-1,4 結合した多糖類である。キトサンはキチンを脱アセチル化させることによって得られる。さまざまな脱アセチル化度をもつキトサンが存在する。不溶性のキチンよりも可溶性のキトサンが高血圧や肥満，動脈硬化などの予防，改善に効果を示す。またキトサンは胆汁酸と結合して体外に排出を促すことから血中コレステロール低下作用をもつことが知られる。

（6）アルギン酸

アルギン酸含量は褐藻類に多く，これからほとんどのアルギン酸が抽出産生される。構造は D-マンヌロン酸と L-グルロン酸がβ-1,4 結合した酸性多糖で，こんぶなどの粘性物質となっている。アルギン酸ナトリウム塩は粘稠溶液となり，増粘剤として使用されている。アルギン酸分解酵素のアルギナーゼはヒトの消化酵素にないので，難消化性の食物繊維である。生理作用は抗便秘，コレステロール吸収阻害や血圧の上昇抑制作用などきわめて多い。

（7）寒　　天

　寒天は紅藻類に存在する多糖で，D-ガラクトースと 3,6-アンヒドロ-L-ガラクトースからなるアガロースと，これに硫酸，ピルビン酸，ウロン酸のついたアガロペクチンより構成されている。加水し加熱すると 80℃以上でゾル化し，30℃以下でゲル化する。この温度差が大きく，食物繊維として特徴ある食品素材である。ようかんやゼリーなどに広く利用され，また微生物培養の固形培地にも用いられている。

（8）グアーガム

　グアーガムはグアー豆の種子より得られる。マンノースを主鎖とするガラクトマンナンの多糖である。同じガラクトマンナンであるローカストビーンガム（カロブビーンガム）はイナゴマメの種子より得られ，グアーガムとは糖の構成比が異なっている。グアーガムは冷水に溶け，安定な高粘性水溶液となる。キサンタンガムと相乗性があり，併用すると弾性のあるゲルを形成するので，冷菓，スープ，ゼリーなどのゲル化剤に用いられている。生理機能としては脂質代謝や糖質代謝の改善効果，便通改善効果が知られている。

（9）キサンタンガム（微生物ガム）

　キサンタンガムは微生物（*Xanthomonas campestris*）によって産生される増粘性の発酵多糖類で，グルコース，マンノース，グルクロン酸から構成されている。冷水に溶け，高い粘性を示し，熱，塩，酸，酵素に耐性をもつ。ソースやたれの増粘剤として利用されている。

（10）難消化性デキストリン

　デンプンの部分分解物であるが，酵素で分解されたマルトデキストリンと異なり，アミラーゼで分解されにくい。デンプンが加水分解されると同時に転移や逆合成反応が生じたものと考えられ，α-1,4 と α-1,6 グルコシド結合以外にも $1 \rightarrow 2$，$1 \rightarrow 3$ 結合を含んでいる。このように分枝が多いので老化しにくい。また水溶性，低粘性，低甘味，耐酸性，耐レトルト性を有するので，各種飲料やデザート類などに利用されている。難消化性デキストリンは低エネルギー（1.3〜1.5kcal/g）であること，またインスリン分泌作用を遅延するので，単位時間当たりの糖質吸収量が減少し血糖調節効果を示す。低分子量の水溶性食物繊維の生理機能と同様である。

（11）レジスタントスターチ（難消化性デンプン）

　ヒトの消化酵素でほとんど加水分解されず，そのまま大腸に到達するデンプンをレジスタントスターチ（resistant starch）と呼んでいる。
　湿式加熱すると，デンプンは一部が酵素分解しにくいレジスタントスターチに変わることが知られている。生の原料に比較して，いも類や豆類などは蒸煮すると非デンプ

ン多糖が増し，酵素分解されにくくなる。この物質はジメチルスルホキシド（DMSO；dimethyl sulfoxide）やアルカリに溶解する。この処理により酵素分解され，グルコースを生じるようになる区分をレジスタントスターチというようになった。

レジスタントスターチの生理的特性は食物繊維と類似し，小腸における糖質の消化および吸収の遅延，粘度効果などがあげられる。レジスタントスターチの効果は大腸において発揮される。

（12）ポリデキストロース（polydextrose）

米国で開発された合成の水溶性難消化性多糖類である。D-グルコースとソルビトールおよびクエン酸を 89：10：1 の割合で混合し，高温（135〜300℃）・高真空下で重合させて合成される。D-グルコースがランダムにグリコシド結合したものが主体となっており，平均分子量は約 1,500 である。1981 年に FDA（米国食品医薬品局）の許可を受けたもので，わが国でも多くの低カロリー飲料などに用いられている。

4．その他の難消化成分

4.1　リグニン

リグニンはセルロースなどと同様に不溶性食物繊維である。フェニルプロパノイドを構成単位とする芳香族炭化水素の重合した高分子化合物であり，炭水化物ではない。リグニンの構造は複雑で，起源によって構造が異なり，セルロース，ヘミセルロースと結合しているため純粋に抽出することは困難とされている。また正確にリグニンの定義はされておらず，食物繊維としてのエネルギー量もほとんど評価されていない。リグニンを構成しているフェノールが分解されにくく，容易にエネルギー源にはならないためである。

リグニンを含む食品は多くはないが，特にカカオに多量に含まれている。これを原料とするチョコレートやココア飲料には豊富にリグニンが含まれている。そのほか，豆類のピーナッツ（1.2%），りょくとう（1.1%），穀類のコーンフレーク（1.5%）にも比較的多い。野菜・果実では乾重量で数%，湿重量で 1%以下のものが多い。

表 4-8　カカオマス中の食物繊維含量

総食物繊維	20.3%
リグニン	9.8
セルロース	3.4
ヘミセルロース	4.2
水溶性難消化性多糖類	2.9

出典）辻　啓介・森　文平編：食物繊維の科学，朝倉書店，1997. より作成

リグニンはポリフェノールの重合体であるので，食物繊維の中でも栄養生理学的解明が遅れているが，次のような機能が知られている。

① リグニンには胆汁酸の吸着作用がある。その効果は，起源や調製のし方などで違いがあるが，コレステロール代謝に影響を与えるとされている。

② リグニンのもつ水酸基はカルシウムイオンとの結合力が弱く，カルシウム吸収の阻害は少ないといわれる。

③ 食物繊維の中でもリグニンは抗腫瘍作用，マクロファージ活性化作用が大きいことが指摘されている。

④ 非発酵性のリグニンは不溶性食物繊維同様に便性改善に有効である。

4.2　難消化性タンパク質

食物タンパク質の中で，摂取後に胃・小腸において分解されずにそのまま大腸に到達する不消化性部分の存在が明らかとなった。この難消化性のタンパク質は，消化器系の疾患予防など，難消化性多糖類や難消化性オリゴ糖などのように大腸内における作用に大きな類似性が示されたので，レジスタントプロテイン（resistant protein）ともいわれ，タンパク質の消化性の低いことが生理的に重要な役割を果たしている。

大腸内の発酵制御するタンパク質とされる消化抵抗性のそばタンパク質には，便中コレステロール排泄促進作用が知られている。

大豆タンパク質や蚕の繭糸タンパク質の難消化性物質なども知られており，特に蚕の繭糸に含まれるセリシンには抗酸化作用，便秘抑制作用，発がん抑制作用，ミネラル吸収促進作用などの効果が報告されている。消化抵抗性と有益な機能性を併せもつものであるといえる。また，主にタンパク質摂取制限の人たちに利用されている新形質米品種がある。これは米タンパク質の中でも易消化性グルテリン含有量よりも難消化性プロラミン含有量が高い特徴を持つ低グルテリン米として知られている。

5. 食物繊維機能食品

食物繊維は非常に種類が多く，一般的に不溶性多糖（セルロース，ヘミセルロース，リグニン，キチン，キトサンなど）と水溶性多糖（ペクチン，植物ガム，粘質多糖，ポリデキストロースなど）に分けられる。近年，精製加工食品の利用が増加し，食物繊維の摂取量の減少がみられ，便秘ばかりでなく糖尿病，腸疾患など生活習慣病の誘因となっている。そこで，食物繊維の機能性が注目されてきた。各食品群について，それぞれ含まれる食物繊維をみると表4-9のように整理できる。

5.1　穀　　類

種類により含量は異なるが，主要な食物繊維成分はセルロース，ヘミセルロース，リグニンであり，その中でもヘミセルロースに特徴がある。これらの食物繊維は穀類種実の外皮に大部分含まれるが，味覚や消化吸収が劣るため，外皮を除去して精製し

表 4-9　食品の主な食物繊維成分の分類

	不　溶　性		可　溶　性	非多糖成分	備考
	セルロース	非セルロース 多　　糖	植物ガム 粘質多糖		
穀　　類	セルロース	ヘミセルロース		リグニン	RS
豆　　類	セルロース	ヘミセルロース		リグニン	RS
いも類	セルロース	ヘミセルロース	グルコマンナン	リグニン	RS
野菜・果実類	セルロース	ヘミセルロース	ペクチン質	リグニン，葉緑素	
木の実	セルロース	ヘミセルロース		リグニン	
海藻類	セルロース		寒天・カラギーナン アルギン酸 フコイダン ラミナラン	リグニン様物質	
きのこ類	セルロース	ヘミセルロース （キチン）		リグニン	
増粘物質 （植物性）*			アラビアガム カラヤガム トラガカントガム ガッティガム		

注1）RS：条件により resistant starch（抵抗性デンプン）を生成する。
注2）＊（微生物性）は省略，さらに食物繊維に属する新素材も省略されている。
出典）高宮和彦編：野菜の科学，朝倉書店，1993. より作成

て食されている。一般に穀類の外皮は便秘予防効果が大きいといわれる。

　玄米には食物繊維が総量として3.0%含まれるが，精白するにしたがい総量値は減少するため，白米には食物繊維の生理効果は期待できない。玄米の血清コレステロール上昇抑制効果はヘミセルロースによるものと考えられる。最近，米ぬかに含まれるヘミセルロースから得られるアラビノキシランの機能性も注目されている。

　大麦の食物繊維量は精麦したものでも精白米より多量に存在する。一般に含有される大麦食物繊維は不溶性食物繊維よりも水溶性食物繊維が多い。胚乳の細胞壁には水溶性の β-グルカンが含まれる。

　小麦全粒粉，ふすまは優れた食物繊維供給源である。小麦の食物繊維はヘミセルロースが主でセルロースはヘミセルロースより少ない。小麦ふすまは便秘予防の緩下剤効果をもつ。

　とうもろこしの食物繊維はヘミセルロースが主成分となっており，外皮に多く，粒食すれば食物繊維のよい供給源となる。精製したとうもろこしふすまの食物繊維製品が作られている。

　そば粉の食物繊維はセルロース，リグニン含量が低く，ヘミセルロースが主で内胚乳部に多く含まれる。

5.2　い　も　類

　いも類の食物繊維はペクチンが主体でありヘミセルロース，セルロースなどを含む。

さつまいも，じゃがいもは蒸煮や水煮したりすると食物繊維の総量が増加する。

こんにゃくいもの主成分はグルコマンナンで，こんにゃく製品には2〜3％ほど含まれている。板こんにゃく，糸こんにゃくなどいずれも水分が96〜97％もあり，食物繊維の十分な供給源とはなりにくい。水分が多くノンカロリー食品として肥満予防のカロリー制限食品としてよい。アルカリ処理をしないグルコマンナンには血清コレステロール低下作用や食後血糖値の上昇抑制効果などが認められている。

5.3　豆類・種子類

豆類は貴重な食物繊維の供給食品であり，最も多いものは非セルロース多糖類，次いでセルロース，リグニンとなっている。

成熟大豆は約20〜25％の炭水化物を含むが，デンプンをまったく含まない。難消化性のスタキオース，ラフィノースを含む。また食物繊維の50％がヘミセルロースで，ペクチン，セルロースなども含有している。

小豆はペントザンやガラクタン，デキストリンなどを含んでいる。また，小豆サポニンは溶血作用が弱く，腸の刺激作用もあり便通効果をもたらすとされる。

大豆以外の豆類の食物繊維はペクチンを含む非セルロース多糖類が主成分であり，これらの豆類には血清コレステロール上昇抑制効果を示すものが多く知られる。マメ科植物の種子にはガラクトマンナンが含まれ，血清コレステロールと食後血糖値の上昇抑制作用をもつとされる。グアー種子に含まれるグアーガムの主成分はガラクトマンナンで，同様の効果が知られている。

5.4　野菜類・果実類

野菜類の食物繊維はセルロース，ヘミセルロース，リグニン，また，ペクチン，イヌリン，マンナン，ガラクタンなど多く含み，食物繊維の優れた供給源であるが，種類によってその含量が異なる。生野菜より乾燥野菜は高い値を示し，かんぴょう（30.1g％），干ずいき（25.8g％），切干しだいこん（21.3g％）など総繊維含量は多い。

かぶはだいこんに比べて肉質が軟らかくペクチンを多く含むので粘りがある。また，ごぼうは生理活性の高い水溶性，不溶性食物繊維を多く含み，イヌリンも含有する。

オクラはペクチン，アラバン，ガラクタンなどの多糖類である粘性物質を有している。トマトもペクチン質に富み，ほうれんそうも優れた食物繊維の給源である。

果実は約2％の食物繊維を含んでいるが特に柑橘類やりんご，かきなどはペクチンが多い。日本なし（赤なし）にはリグニンとペントサンからなる石細胞が存在する。

一般に野菜の食物繊維は腸内細菌によって発酵されやすいといわれる。繊維成分はヘミセルロースやペクチンが多く，これらが発酵を受けやすい性質をもっている。したがって，便量の増加効果より発酵産生物が腸を刺激して便通を促すと考えられる。

一方，果実類に含有される食物繊維はそれほど多くはない。その中で非セルロース多糖類が多く，特にペクチン含量が多いことが特徴である。ペクチンには血清コレス

テロール低下作用や血糖上昇抑制作用が認められる。

5.5 きのこ類

　種類により含有量に差があるが，セルロース以外の難消化性多糖類も多く，食物繊維のよい給源で，平均して乾物重量の約40％も占める。一般食用きのこの主な多糖成分はβ-グルカン，キチンなどとグリコーゲン（食物繊維ではない）とされる。

　しいたけの血清コレステロール抑制作用は食物繊維とエリタデニンによると同定されている。きのこ類は摂取量にもよるが，動脈硬化予防作用や便秘予防効果が期待される。そのほか，β-グルカンには抗腫瘍活性のあることが知られる。

5.6 藻　　類

　藻類も食物繊維のよい給源であり，アルギン酸，カラギーナン，寒天，ラミナリンなど難消化性糖質を多く含む。海藻類のわかめ，ひじきにはリグニンが多い。また，こんぶ，あさくさのりにはセルロース，てんぐさにはヘミセルロースが極めて多い。

　アルギン酸やペクチンが血圧低下に役立つとされており，わかめ，こんぶなどの血圧降下作用が期待される。また，寒天は腸内で分解されにくく，便秘予防に好適とされる。

　従来，食物繊維のような難消化成分は，特に必要のないものとして扱われてきたが，その後，生活習慣病などの予防に重要な成分であると指摘されて以来，食物繊維の健康に与える効果が明らかとなり，食品としての重要性が認められるようになった。それらを図4-9にまとめた。

　今日の食生活においては，精製加工品の利用が増え，穀物食品の減少がみられるような食形態では食物繊維が不足しがちである。しかし，過剰摂取はカルシウムや微量元素の体外排泄をもたらすので，適量の摂取が望まれる。理想とする食物繊維の摂取量は成人一人あたり20〜25g/日，摂取エネルギー1,000kcalあたり10gとされている。現在の日本人の平均的な摂取量は約17g/日であるとされ，少し不足している。

　食物繊維の摂取不足は，腸疾患や胆石，糖尿病など多くの疾患の誘因となっていることが明らかとなり，その重要性はさらに認識を新たにしている。

6. プロバイオティクスとしての乳酸菌類

　プロバイオティクスに利用される菌株には，安全性の保証があること，もともと腸内細菌叢の一員であって，胃液・胆汁などの酸に耐え腸内に到達し，腸管粘膜へ付着して増殖可能であること，また生体に対して有用効果を発揮すること，そして食品形態で有効菌数の維持が可能であり，かつ安価であることなどの条件が満たされねばならない。これらの菌種にはラクトバチルス菌，ストレプトコッカス菌などの乳酸菌，ビフィズス菌がある。特にラクトバチルス・カゼイ，ラクトバチルス・アシドフィル

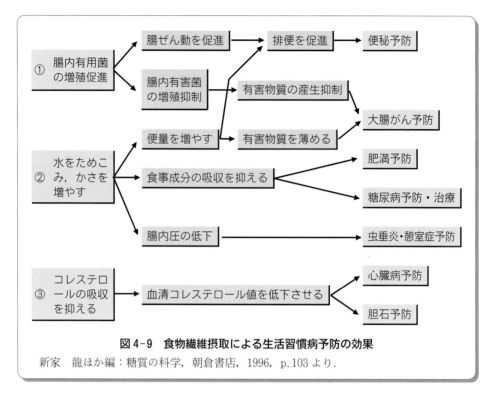

図 4-9　食物繊維摂取による生活習慣病予防の効果
新家　龍ほか編：糖質の科学，朝倉書店，1996，p. 103 より.

ス，ビフィッドバクテリウム・ビフィダス，ビフィッドバクテリウム・ブレーベなど
はプロバイオティクスを代表する菌種である。特定保健用食品に利用されている乳酸
菌類は菌体そのものが関与する成分になっており，つぎのような菌株がある。

・ *Lactobacillus* GG 株／・ *Bifidobacterium longum* BB536／・ *L.acidophilus*
CK92株と *L.helveticus* CK60株／・ *Lactobacillus delbrueckii* subsp.*bulgaricus*
2038 株と *Streptococcus salivarius* subsp.*thermophilus* 1131 株／・ *L.casei*
Shirota・ヤクルト株／・ *B.breve*・ヤクルト株／・ *B. lactis* FK120／・ *B.*
lactis LKM512／・ ガゼリ菌（*L.gasseri*）SP 株とビフィズス菌（*B.bifidum*）SP
株など（資料，p.177参照）

> **コラム**
> 「醸造酢の主成分である酢酸には体脂肪合成を抑制する作用があり，その作用を介
> して体脂肪の蓄積抑制効果があるとされる。酢酸飲料など有効量を継続的に摂取する
> と肥満などの生活習慣病予防が期待される。」との実験報告がある（岡山県立大学・
> 山下広美）。

文　　献

●参考文献

- 新家　龍・南浦能至・北畑寿美雄・大西正健編：糖質の科学，朝倉書店（1996）
- 橋詰直孝監修，堀美智子編：薬剤師と栄養士連携のためのサプリメントの基礎知識，薬事日報社（2002）
- ㈶日本ビフィズス菌センター監修，光岡知足編：腸内フローラと健康，学会センター関西（1998）
- 日本応用糖質科学会東日本支部監修，日高秀昌・坂野好幸編：糖と健康，学会センター関西（1998）
- 五明紀春・田島　眞編：食品機能論，同文書院（2002）
- D. バーキット著，桐山修八監訳：食物繊維で現代病は予防できる，中央公論社（1983）
- 辻　啓介・森文平編：食物繊維の科学，朝倉書店（1997）
- 土井邦紘・辻　啓介編：食物繊維－基礎と臨床，朝倉書店（1997）
- 須見洋行：食品機能学への招待－機能性食品とその効能，三共出版（1995）
- 高宮和彦編：野菜の科学，朝倉書店（1993）
- 文部科学省科学技術・学術審議会資源調査分科会：日本食品標準成分表2020年版（八訂）（2020）
- 五十嵐　脩・小林彰夫・田村真八郎編：丸善食品総合辞典，丸善（1998）
- 綾野雄幸：食物繊維はガン・成人病を予防する，講談社（1986）
- 芳本信子：食べ物じてん－食品中の生理活性成分を知る－，学建書院（2001）
- 加藤保子編：食品学各論，南江堂（2002）
- 岩田久敬：第 3 次改著 食品化学各論，養賢堂（1978）
- 島薗順雄：標準栄養学各論，医歯薬出版（1986）
- 岡田茂孝・北畑寿美雄監修：工業用糖質酵素ハンドブック，講談社サイエンティフィク（1999）
- 辻　啓介：食の科学，1985年12月号（94），pp14〜22（1985）
- 横田　篤・冨田房男：日本醸造協会誌，**89**(8)，pp626〜633（1994）
- 不破英次：澱粉科学，**38**(1)，pp51〜54（1991）
- 不破英次：日本食品新素材研究会誌，**1**(1)，pp1〜14（1998）
- 森田達也・桐山修八：化学と生物，**34**(9)，pp564〜566（1996）
- 加藤範久・友竹浩之・佐々木真宏：臨床栄養，**97**(7)，pp793〜796（2000）
- 加藤範久・栢下淳・佐々木真宏：日本栄養・食糧学会誌，**53**(2)，pp71〜75（2000）
- 崎山淳子：日本食品新素材研究会誌，**1**(2)，pp127〜132（1998）
- 瀬川めぐみ：日本食品新素材研究会誌，**4**(2)，pp21〜27（2001）
- 細野明義編：発酵乳の科学―乳酸菌の機能と保健効果―，アイ・ケイコーポレーション（2002）
- 細野明義：乳酸菌とヨーグルトの保健効果，幸書房（2003）
- 独立行政法人 国立健康・栄養研究所監修，山田和彦・松村康弘編著：健康・栄養食品アドバイザリースタッフ・テキストブック，第一出版（2003）

第 5 章

脂質関連代謝機能

1. n-3 系脂肪酸と n-6 系脂肪酸

1.1 イコサノイド（エイコサノイド）

（1）定義と特徴

　イコサノイド（icosanoid）あるいはエイコサノイド（eicosanoid）とは，細胞内で，普遍的に，イコサポリエン酸（エイコサポリエン酸）から酵素反応によって生合成される生理活性物質である。イコサノイドに分類される主要な化合物には，プロスタン酸（prostanoic acid）誘導体のプロスタグランジン（PG ; prostaglandin），およびトロンバン酸（thrombanoic acid）を基本構造とするトロンボキサン（TX ; thromboxane），さらにはロイコトリエン（LT ; leukotriene）がある。それらの代表的な基本構造式を図 5-1 に示した。プロスタグランジン類は五員環を，トロンボキサン類は六員環を有するが，ロイコトリエン類は環状構造をもたない。

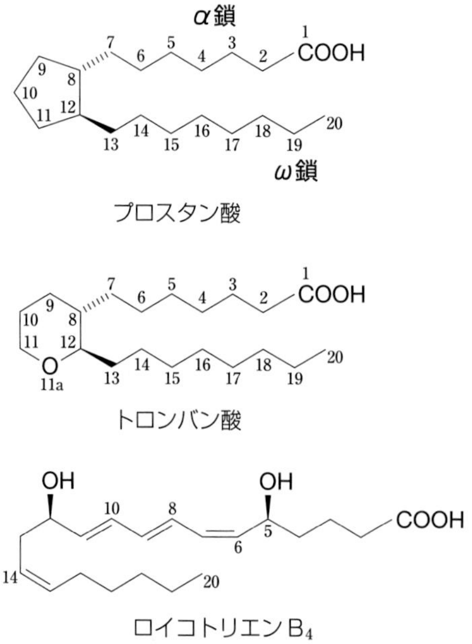

図 5-1　主要なイコサノイドの基本構造

1）イコサノイドの特徴と作用

　生体内におけるイコサノイド（エイコサノイド）の生成とその消失は秒単位から分単位で制御されており，その短い半減期がイコサノイドの特徴のひとつである。そのため，産生細胞から極めて限定された範囲内でのみ生理的作用を発揮することになる。つまり，イコサノイドの生物活性は，通常は，それを必要とする標的細胞だけにシグナルが伝達され，生理的効果が不必要な部位には作用しないように調節されている。

　イコサノイドの生理的作用は主にサイクリック・アデノシン5'-リン酸（cAMP；cyclic adenosine 5'-monophosphate）やイノシトール 1,4,5-トリスリン酸をセカンドメッセンジャー*として伝達され，極微量でホルモン様の強い生物活性を示す。しかし，その寿命はホルモンよりも短く，また，血液を介して全身に運搬されることもない。イコサノイドは，局所ホルモンと呼ばれることもあるが，いわゆるホルモンと化学伝達物質の中間に位置し，細胞膜レセプターを介するパラクリン-オートクリン*2型の局所ケミカルメディエーターとして重要なオータコイド*3に分類される。

　細胞内で生合成されるイコサノイドは種類が多く，それぞれ多様な生理活性を有している。イコサノイドの種類によってはその生理的効果が相反する場合もあり，互いに均衡状態を保つことによってホメオスタシス*4が維持されている。したがって，イコサノイドの前駆体であるイコサポリエン酸，ひいては摂取する多価不飽和脂肪酸のバランスが生体恒常性の維持に重要となる。

2）イコサノイドの前駆体

　イコサノイドは，赤血球など無核の細胞を除くすべての組織細胞において，炭素数20 の多価不飽和脂肪酸（polyunsaturated fatty acid）から誘導される。二重結合を 2 個以上もつ炭素数 20 の多価不飽和脂肪酸をイコサポリエン酸と呼ぶが，なかでもアラキドン酸（arachidonic acid；イコサテトラエン酸, icosatetraenoic acid），ビ

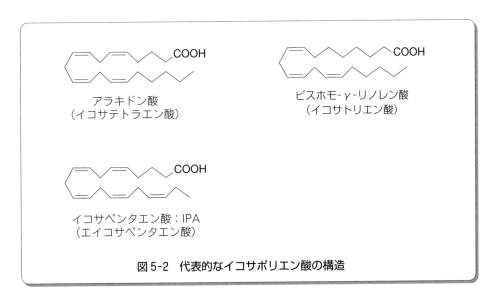

アラキドン酸
（イコサテトラエン酸）

ビスホモ-γ-リノレン酸
（イコサトリエン酸）

イコサペンタエン酸：IPA
（エイコサペンタエン酸）

図 5-2　代表的なイコサポリエン酸の構造

スホモ-γ-リノレン酸（bishomo-γ-linolenic acid，＝ジホモ-γ-リノレン酸；イコサトリエン酸，icosatrienoic acid），およびイコサペンタエン酸（IPA；icosapentaenoic acid＝エイコサペンタエン酸，EPA[*5]；eicosapentaenoic acid）などがイコサノイドの合成材料として重要である。主なイコサポリエン酸の構造式を図5-2に示した。イコサノイドは生理的に重要であり，これらイコサノイドの前駆体のいくつかは，必須脂肪酸ということになる。

　　＊　セカンドメッセンジャー　細胞内情報伝達物質のことで，cAMPやジアシルグリセロールなどがある。膜表面に到達したシグナルを細胞膜レセプターがキャッチし，その情報をGタンパク質などがエフェクターと協調してセカンドメッセンジャーに伝達する。

　＊2　パラクリン-オートクリン　分泌細胞から放出される情報が，限定された近傍の標的細胞のみに（パラクリン），あるいは分泌細胞みずからに（オートクリン）作用するシグナル伝達様式のひとつ。

　＊3　オータコイド　パラクリン型情報伝達を担う化学物質を局所ケミカルメディエーターまたはオータコイドという。

　＊4　ホメオスタシス　恒常性のことで，生物が外界と密接な疎通を保ちながら自己の内部環境を一定に保つ現象のこと。例えば，ヒトが摂取する食物の化学組成は日によって相当に変化するにもかかわらず，血中の物質濃度は常に一定に保たれている。

　＊5　EPA　IUPAC（International Union of Pure and Applied Chemistry）によって，Icosapentaenoic acid（IPA：イコサペンタエン酸）が正式名として1976年に勧告されたのであるが，今もってエイコサペンタエン酸（Eicosapentaenoic acid）と呼ばれることが多い。接頭語，"イコサ-"あるいは"エイコサ-"は，ギリシャ語のeikosi（数字の20）に由来している。本章では"イコサ-"を用いるが，英語では"Eicosa-"でも"Icosa-"であっても，どちらもその発音は"[áikəsə-]"である。"アイコサ-"の日本語表記が世界標準に近いはずだが，そのようには書かない。

（2）多価不飽和脂肪酸
1）多価不飽和脂肪酸の分類

　イコサノイドの生理的ならびに栄養学的重要性は，その合成原料となる多価不飽和脂肪酸の種類と密接に関連している。多価不飽和脂肪酸はn-3系，n-6系，n-7系，n-9系＊などに分けられ，特にn-3系とn-6系は必須脂肪酸の観点からも重要である。n-3系の主要なものとしてα-リノレン酸（α-linolenic acid，18:3 n-3），イコサペンタエン酸（icosapentaenoic acid，20:5 n-3），およびドコサヘキサエン酸（docosahexaenoic acid，22:6 n-3）がある。一方，n-6系はリノール酸（linoleic acid，18:2 n-6）とアラキドン酸（arachidonic acid，20:4 n-6）がその代表的な化合物である。

　高等動植物に最も多い脂肪酸のひとつであるステアリン酸（stearic acid，18:0）やn-9系に分類されるオレイン酸（oleic acid，18:1 n-9）は，細胞内で大量に生合成されるパルミチン酸（palmitic acid，16:0）から誘導できる。これらを必須脂肪

酸とは呼ばない。図5-3，4，および5に多価不飽和脂肪酸の生合成経路を示した。

2）多価不飽和脂肪酸の特徴

　多価不飽和脂肪酸の特徴のひとつは，不飽和度が上昇するとそれを成分脂肪酸とする脂質の流動性が増すことにある。たとえば，それが膜脂質成分として組み込まれると，コレステロール含量との兼ね合いもあるが，膜流動性が調節され，その結果，寒冷から生体を防御できることにもなる。多価不飽和脂肪酸の二重結合は，一部の例外を除きすべてシス-形で，炭化水素鎖はそこで30°だけ折れ曲がる。そのため脂肪酸分子の密充填が妨げられるので，二重結合が多いほど脂肪酸の融点は低下するのである。

　*　n−x系　　「nマイナスx」と読む。nは脂肪酸炭素鎖の総炭素数を，xはメチル基末端から何番目の炭素にはじめて二重結合が現れるのかを示している。この表記法を理解すれば構造式を暗記しなくても脂肪酸が理解できる。たとえば，α-リノレン酸は18:3 n-3と表記する。メチル基末端から3番目の炭素に二重結合がある。また，n＝18を代入するとn−xは18−3＝15となる。つまり，メチル基にもっとも近い二重結合はカルボキシル基から数えてC15位にあることがわかる。α-リノレン酸に二

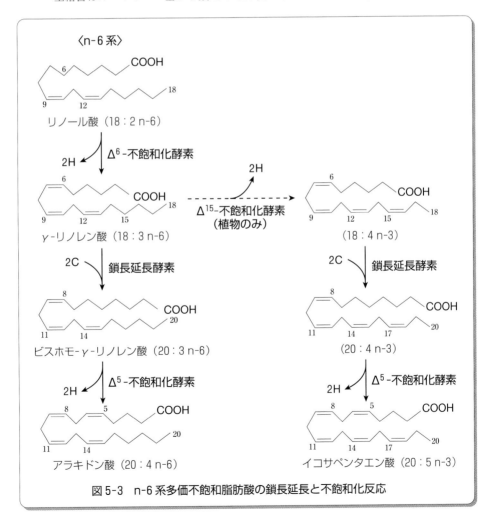

図5-3　n-6系多価不飽和脂肪酸の鎖長延長と不飽和化反応

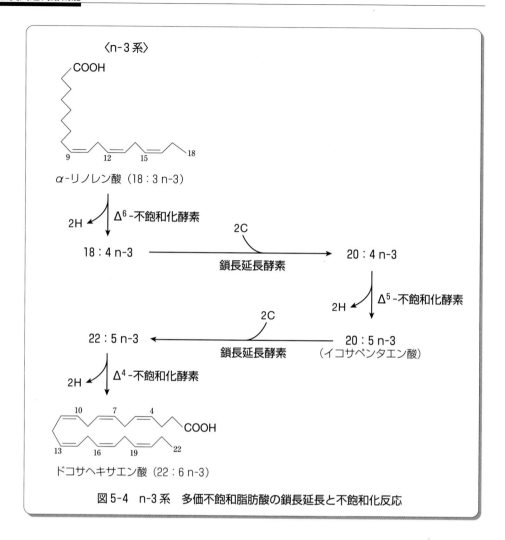

〈n-3 系〉

α-リノレン酸（18：3 n-3）

2H ↙ Δ^6-不飽和化酵素

18：4 n-3 ───────────────→ 20：4 n-3
　　　　　鎖長延長酵素　2C

2H ↙ Δ^5-不飽和化酵素

22：5 n-3 ←─────────── 20：5 n-3
　　　　　鎖長延長酵素　2C　（イコサペンタエン酸）

2H ↙ Δ^4-不飽和化酵素

ドコサヘキサエン酸（22：6 n-3）

図 5-4　n-3 系　多価不飽和脂肪酸の鎖長延長と不飽和化反応

重結合は 3 個ある。通常，2 つの二重結合間にはメチレンが 1 個入るので，2 つ目の二重結合はカルボキシル基側に炭素 3 個分移動した位置，すなわち C12 位にくる。同様にして，3 つ目の二重結合は C9 位にある。二重結合がさらに増えても同じことで，炭素数 3 個分の移動を繰り返す。このようにして，(n:a　n−x) の数値から簡単に構造式が書ける。なお，a は二重結合の総数である。他の多価不飽和脂肪酸について是非とも同じように試してほしい。

（3）脂肪酸の鎖長延長・不飽和化反応

　多価不飽和脂肪酸の不飽和結合は，不飽和化酵素（desaturase）により挿入され，脂肪酸鎖長は鎖長延長酵素により炭素 2 個分ずつ延長される。しかし，ヒトや動物では図 5-5 に示したように，パルミチン酸（16:0）を 2 炭素鎖長延長してステアリン酸（18:0）を生合成し，つづいて不飽和化反応により二重結合が付加された n-9 系のオレイン酸（18:1 n-9）を生じる。n-3 系および n-6 系の不飽和脂肪酸が欠乏し

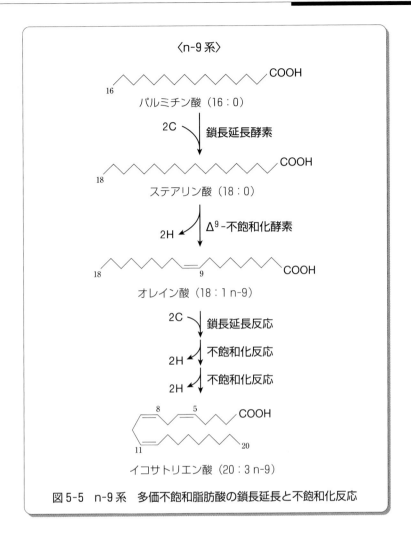

〈n-9 系〉

COOH

パルミチン酸 (16:0)

2C ↘ 鎖長延長酵素

COOH

ステアリン酸 (18:0)

2H ↘ Δ⁹-不飽和化酵素

COOH

オレイン酸 (18:1 n-9)

2C ↘ 鎖長延長反応

2H ↘ 不飽和化反応

2H ↘ 不飽和化反応

COOH

イコサトリエン酸 (20:3 n-9)

図 5-5 n-9 系 多価不飽和脂肪酸の鎖長延長と不飽和化反応

ていると，オレイン酸からさらに2回の不飽和化反応と1回の鎖長延長反応を経て，n-9 系の 5,8,11-イコサトリエン酸(icosatrienoic acid, 20:3 n-9)が蓄積する。これは一種の代償作用である。この n-9 系のイコサトリエン酸は，必須脂肪酸のひとつである n-6 系のリノール酸 (18:2)から誘導されるイコサトリエン酸，8,11,14-ビスホモ-γ-リノレン酸 (20:3 n-6) とは二重結合の位置が異なる。

　植物には⊿12-および⊿15-不飽和化酵素が存在するが，ヒトや動物は 12-位および 15-位を不飽和化することができない。ヒトや動物細胞に存在するのは⊿4-，⊿5-，⊿6-，および⊿9-アシル CoA 不飽和化酵素のみである。したがって，これが必須脂肪酸を規定する理由のひとつになる。ヒトや動物では⊿6-不飽和化酵素が律速段階となっているが，基質に対する不飽和化酵素の親和性は次のように異なる。

　α-リノレン酸 (18:3 n-3)＞ リノール酸(18:2 n-6) ＞ オレイン酸(18:1 n-9)

　また，ヒトを含め哺乳動物は n-3 系と n-6 系の多価不飽和脂肪酸を相互に変換す

る酵素をもたない。

　アラキドン酸（20:4 n-6）などの多価不飽和脂肪酸は，ホスファチジルコリンや
ホスファチジルイノシトールをはじめとするグリセロリン脂質の C2 位にエステル結
合して，主に膜成分として貯蔵されている。イコサノイド生合成のためにその前駆体
であるアラキドン酸などを必要とする際には，次の方法でエステル結合を切断する。

①ホスホリパーゼA_2*がグリセロリン脂質の C2 位に作用することによって遊離。

②ホスホリパーゼ C の作用で生じる1,2-ジアシルグリセロールをキナーゼによりホス
　ファチジン酸に変換し，その後，ホスホリパーゼ A_2 の作用によって遊離。あるいは，

③1,2-ジアシルグリセロールがジアシルグリセロールリパーゼで加水分解されること
　によって遊離する（図5-6）。

　いずれの場合もホスホリパーゼ A_2 が関与することから，この酵素活性を阻害すれ
ばアラキドン酸などの供給量が低下する。つまり，アラキドン酸カスケード*2がブロ
ックされることになる。その結果，アラキドン酸などを前駆体とする種々のイコサノ
イドに起因する炎症反応が抑制されることになる。抗炎症剤のコルチコステロイドは
その代表例である。

　　＊　ホスホリパーゼ　　リン脂質加水分解酵素の総称で，グリセロリン脂質およびスフィ
　　　　ンゴリン脂質を加水分解する。加水分解されるグリセロリン脂質のエステル結合の部
　　　　位により，ホスホリパーゼA_1，　A_2，B，C，および D がある。

　　＊2　アラキドン酸カスケード　　アラキドン酸などのイコサポリエン酸から，プロスタグ
　　　　ランジン，トロンボキサン，ロイコトリエンなどの生理活性物質，イコサノイドを生
　　　　合成する経路のこと。

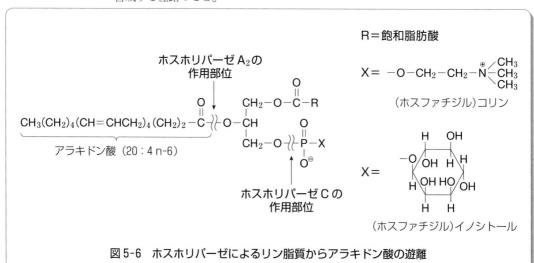

図5-6　ホスホリパーゼによるリン脂質からアラキドン酸の遊離

（4）イコサノイドの生合成とその種類

1）イコサノイドの生合成

　アラキドン酸（20:4 n-6）を出発物質として，イコサノイド化合物のプロスタグ
ランジンPGH_2が，シクロオキシゲナーゼにより合成される。他のイコサポリエン酸

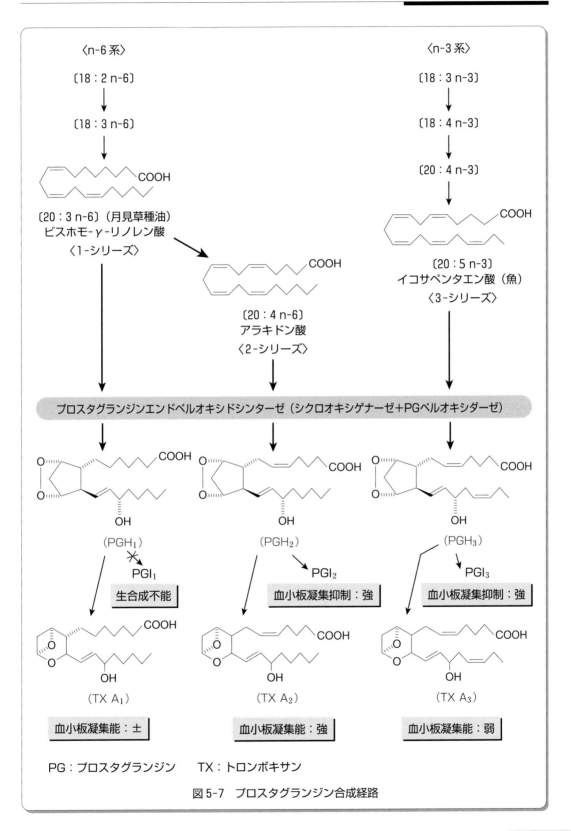

図 5-7　プロスタグランジン合成経路

も同様に，シクロオキシゲナーゼによる酸素添加環化経路*によってプロスタグランジン類に変換される。この環化経路を触媒するプロスタグランジンエンドペルオキシドシンターゼ[*2]は，シクロオキシゲナーゼ活性とプロスタグランジンペルオキシダーゼ活性を有している。基質となるビスホモ-γ-リノレン酸(20:3 n-6)からは1-シリーズのプロスタグランジン H_1（PGH_1）が，アラキドン酸からは2-シリーズのプロスタグランジン H_2（PGH_2）が，そしてイコサペンタエン酸からは3-シリーズのプロスタグランジン H_3（PGH_3）が誘導される。その合成経路を図5-7に示した。合成されるいずれの分子も，酸素分子が添加された環状構造をもつのが特徴であって，その五員環部分の構造の違いに応じて A～J の各群に区別される（図5-8）。また，環状構造部分に結合する α-および ω-側鎖の二重結合の総数によって，1-シリーズ，2-シリーズおよび3-シリーズに分類される。

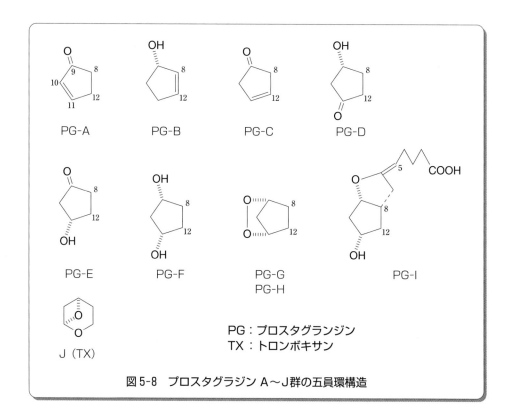

図5-8　プロスタグラジン A～J群の五員環構造

プロスタグランジン PGH_1，PGH_2，および PGH_3 が，プロスタサイクリンシンターゼ[*3]（プロスタグランジン I_2 シンターゼ）とトロンボキサンシンターゼによってさらに代謝されると，それぞれ，1-シリーズではプロスタグランジン I_1（PGI_1）とトロンボキサン A_1（TXA_1）が，2-シリーズではプロスタグランジン I_2（PGI_2）とトロンボキサン A_2（TXA_2）が，3-シリーズではプロスタグランジン I_3（PGI_3）とトロンボキサン A_3（TXA_3）が誘導される。各シリーズともに PGI と TXA のどちらが優先的

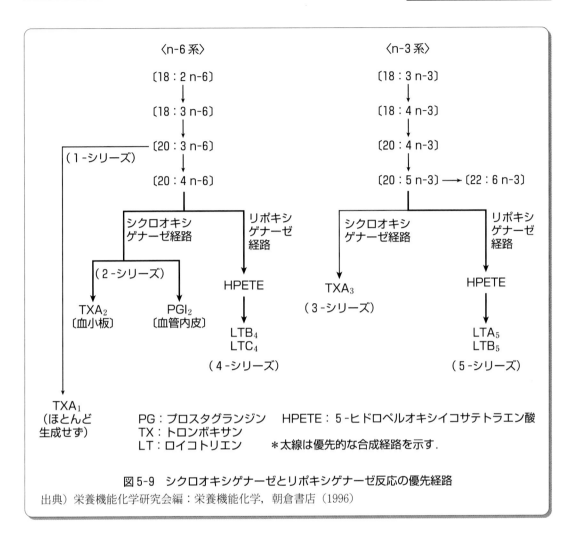

図5-9　シクロオキシゲナーゼとリポキシゲナーゼ反応の優先経路

出典）栄養機能化学研究会編：栄養機能化学，朝倉書店（1996）

に合成されるかは酵素の相対活性で決まる。図5-9にイコサノイド生合成の優先経路を示した。

* 　酸素添加環化経路　　イコサポリエン酸に酸素分子が添加されると環状構造が形成されるのでこのように呼ばれる。ロイコトリエンは非環化経路で誘導され，環状構造をもたない。
* 2　プロスタグランジンエンドペルオキシドシンターゼ　　いわゆるシクロオキシゲナーゼのこと。哺乳動物の組織に広く存在する。
* 3　プロスタサイクリンシンターゼ　　プロスタグランジンI_2シンターゼともいう。イコサポリエン酸から合成されるプロスタグランジンエンドペルオキシドを基質としてプロスタグランジンI_2とその同族体を合成する酵素。

2）イコサノイドの種類

血小板はトロンボキサンシンターゼ活性が高く，合成されるイコサノイド，TXA_2は強力な血小板凝集作用と血管収縮作用を示し，血液凝固の第1段階に関与する。生

体内で合成されるトロンボキサンの大半は通常 2-シリーズの TXA_2 である。一方，血管内皮細胞では，プロスタサイクリンシンターゼにより，血小板凝集抑制作用と血管拡張による血圧低下作用を発揮するイコサノイド，PGI_2 が合成される。生理的条件下では，PGI_2 は TXA_2 の血小板凝集作用と拮抗しつつ血液凝固反応を抑制している。しかし，出血により血小板が刺激され TXA_2 の産生量が増加すると，血液凝固反応が進行し数分以内に止血が完了する。

　もう一つのイコサノイド，ロイコトリエン類は，リポキシゲナーゼによる非環化経

表5-1　主なイコサノイドの生物活性

イコサノイド名	基質となる脂肪酸	生理作用	産生される組織，臓器
TXA_2（2-シリーズ）	アラキドン酸（n-6 系）	血小板凝集 血管収縮 気管支収縮	血小板
TXA_3（3-シリーズ）	IPA（n-3 系）	TXA_3 と同様の作用をもつが活性は弱い	血小板
PGI_2（2-シリーズ）	アラキドン酸（n-6 系）	血小板凝集抑制 血管拡張 気管支弛緩	血管内皮細胞 血管中膜平滑筋細胞
PGI_3（3-シリーズ）	IPA（n-3 系）	PGI_2 と同等の作用	PGI_2 と同じ
PGE_2（2-シリーズ）	アラキドン酸 （n-6 系）	胃粘膜保護 免疫抑制 血管拡張 子宮筋収縮 骨吸収	胃粘膜細胞 精嚢腺 マクロファージ 線維芽細胞 骨芽細胞 がん細胞
PGE_1（1-シリーズ）	ビスホモ-γ-リノレン酸 （n-6 系）	血小板凝集抑制 血管拡張 抗炎症	PGE_2 と同じ
PGD_2（2-シリーズ）	アラキドン酸（n-6 系）	催　　眠	脳
LTB_4（4-シリーズ）	アラキドン酸（n-6 系）	白血球誘引	白血球
LTB_5（5-シリーズ）	IPA（n-3 系）	LTB_4 と同様の作用をもつが活性は極めて弱い	白血球
LTC_4 LTD_4（4-シリーズ） LTE_4	アラキドン酸（n-6 系）	アナフィラキシー誘発 気管支筋収縮 血管透過性亢進 炎　　症 黄体形成ホルモン分泌促進	白血球
LTC_5 LTD_5（5-シリーズ） LTE_5	IPA（n-3 系）	LTC_4，D_4，E_4 と同等の作用	白血球

注）TX：トロンボキサン，PG：プロスタグランジン，LT：ロイコトリエン
出典）栄養機能化学研究会編：栄養機能化学，朝倉書店（1996）

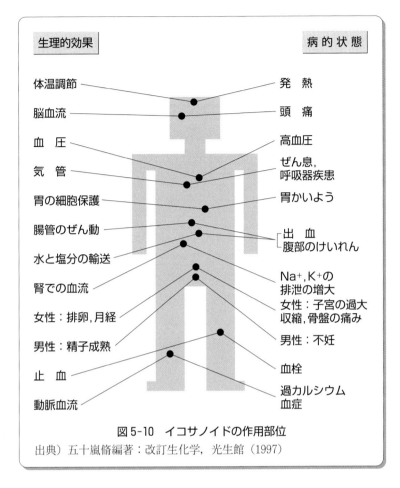

生理的効果 / 病的状態

体温調節 — 発 熱
脳血流 — 頭 痛
血 圧 — 高血圧
気 管 — ぜん息, 呼吸器疾患
胃の細胞保護 — 胃かいよう
腸管のぜん動 — 出 血 / 腹部のけいれん
水と塩分の輸送
腎での血流 — Na⁺, K⁺の排泄の増大
女性：排卵, 月経 — 女性：子宮の過大収縮, 骨盤の痛み
男性：精子成熟 — 男性：不妊
止 血 — 血栓
動脈血流 — 過カルシウム血症

図 5-10 イコサノイドの作用部位

出典）五十嵐脩編著：改訂生化学，光生館（1997）

路で生成する。アラキドン酸からは 4-シリーズのロイコトリエン（LT₄）がつくられる。中間体のヒドロペルオキシイコサテトラエン酸（HPETE；hydroperoxyeicosatetraenoic acid）に生理活性はない。他のイコサポリエン酸も同様にリポキシゲナーゼでロイコトリエン類に変換される。イコサペンタエン酸（20:5 n-3，IPA または EPA）からは 5-シリーズのロイコトリエン（LT₅）が生じる。各種イコサノイドの生物活性を表 5-1 に，またその作用部位を図 5-10 に示した。

1.2 心臓・血管系との関係

プロスタグランジンをはじめとして，イコサノイドは，現在，100 種類以上にものぼる化合物が見出されている。前述のとおり，細胞外からの刺激に呼応して，細胞膜などのリン脂質からホスホリパーゼ A₂ やホスホリパーゼ C によって切り出されるアラキドン酸などの炭素数 20 の多価不飽和脂肪酸，イコサポリエン酸がその合成原料である（図 5-7）。また，表 5-1 に示したように，イコサノイドの生物活性は多種多様である。ここでは，その血管系に対する作用と多価不飽和脂肪酸との関連性に焦点を絞る。

　1960年代の疫学調査であるが，デンマーク領グリーンランド原住民イヌイット*の食事は，魚や海獣を主とした高タンパク質・高脂肪食，つまり，高コレステロール食であった。ビタミンCの摂取量は少ない（表5-2）。このような食生活にもかかわらず，彼らには心筋梗塞や狭心症などの虚血性心臓疾患および動脈硬化症などの血管病変が極めて稀であった（表5-3）。血中の低密度リポタンパク質（LDL；low-density lipoprotein）はデンマーク本土のヨーロッパ人に比べて低値であり，逆に高密度リポタンパク質（HDL；high-density lipoprotein）は高値を示した。注目すべきは，イヌイットの血中アラキドン酸（20:4 n-6）の総脂肪酸に対する相対比率が極端に低く，逆にイコサペンタエン酸（20:5 n-3）のそれは異常なほど高いことである（図5-11）。

　イコサペンタエン酸（20:5 n-3）は，生体内でドコサヘキサエン酸（22:6 n-3）と相互変換することが知られているが，両者ともに血小板凝集を抑制する。その機序を図5-12に示した。アラキドン酸（20:4 n-6）は，血小板膜リン脂質から切り出された後，トロンボキサンA_2に変換され血小板を凝集する。一方,血管内皮ではプロスタグランジンI_2となって血小板凝集を抑制する。この2-シリーズ系の化合物の生理的活性が互いに拮抗し，そのバランスが血栓形成を調節している。イヌイット食のようにイコサペンタエン酸（20:5 n-3）が多量に存在し，かつアラキドン酸（20:4 n-6）が少ないと，プロスタグランジンI_3とトロンボキサンA_3の3-シリーズ系のイコサノイド合成が優勢となる。トロンボキサンA_3はA_2と異なり血小板凝集能が弱い。一方，プロスタグランジンI_3はI_2と同様に血小板凝集を抑制する。これらを併せる

表5-2　イヌイットの食事（1960年代）

主　　食	魚肉，アザラシ等海獣肉，甲殻類，軟体動物
過剰摂取	タンパク質，脂肪，コレステロール，ビタミンA
摂取量不足	糖質，食物繊維，リノール酸，α-リノレン酸，ビタミンC

出典）室田誠逸ら編：講座プロスタグランジン，東京化学同人（1988）

表5-3　イヌイットに極めて稀な疾患（1960年代）

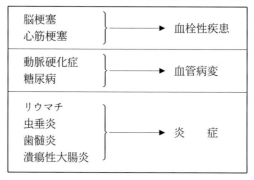

出典）室田誠逸ら編：講座プロスタグランジン，東京化学同人（1988）

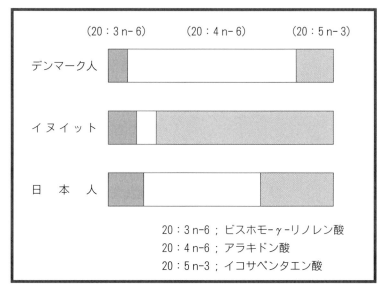

$(20 : 3\,n-6)$ $(20 : 4\,n-6)$ $(20 : 5\,n-3)$

デンマーク人

イヌイット

日　本　人

$20 : 3\,n-6$；ビスホモ-γ-リノレン酸
$20 : 4\,n-6$；アラキドン酸
$20 : 5\,n-3$；イコサペンタエン酸

図5-11　血漿リン脂質中のイコサポリエン酸の比率
出典）室田誠逸ら編：講座プロスタグランジン，東京化学同人（1988）

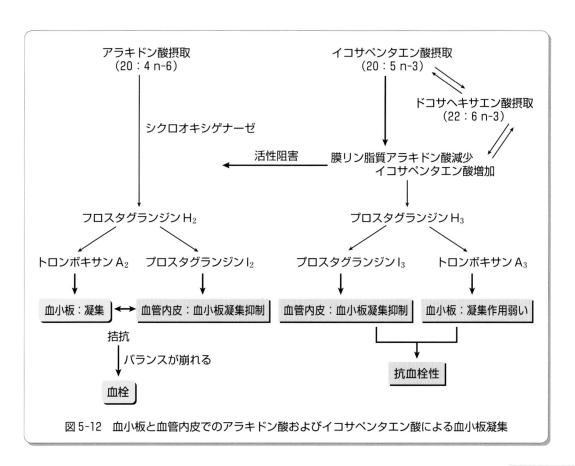

アラキドン酸摂取
$(20 : 4\,n-6)$

イコサペンタエン酸摂取
$(20 : 5\,n-3)$

ドコサヘキサエン酸摂取
$(22 : 6\,n-3)$

シクロオキシゲナーゼ

活性阻害　　膜リン脂質アラキドン酸減少
イコサペンタエン酸増加

フロスタグランジンH$_2$　　　　　プロスタグランジンH$_3$

トロンボキサンA$_2$　プロスタグランジンI$_2$　　プロスタグランジンI$_3$　　トロンボキサンA$_3$

血小板：凝集 ↔ 血管内皮：血小板凝集抑制　血管内皮：血小板凝集抑制　血小板：凝集作用弱い

拮抗

バランスが崩れる

抗血栓性

血栓

図5-12　血小板と血管内皮でのアラキドン酸およびイコサペンタエン酸による血小板凝集

と，血栓形成がイコサペンタエン酸（20:5 n-3）により抑えられているものと考えられる。代謝中間体の 12-HPETE が凝集抑制にかかわるとの説もある。

　ところで，イヌイットはデンマーク人と比べて出血傾向にあり，止血時間も延長する。これは魚介類多食の欠点かもしれない。

　イコサペンタエン酸（20:5 n-3）には，そのほかにも生理的作用が知られており，表5-4 に示した。ただし，ヒトとラットなど実験動物とではイコサノイド類の生物作用が異なる場合も多く，したがって，動物実験の結果をただちにヒトへ適用することには慎重でなければならない。

　図5-11 に示したが，日本人の血漿脂質に占めるイコサペンタエン酸（20:5 n-3）の比率は，イヌイットとヨーロッパ系の中間に近い。疫学的研究によると，脂肪摂取量と動脈硬化性疾患との間には正の相関が認められている。はたして，魚食を主とした場合に抗血栓性が認められるのであろうか。

　現在，イコサペンタエン酸（20:5 n-3）のメチルエステルが治療用医薬品として使用されている。抗血小板凝集作用，動脈の進展性保持作用，血清脂質低下作用などの薬理効果を有し，閉塞性動脈硬化症にともなう潰瘍，疼痛および冷感の改善に，また高脂血症に適応でき，食直後 1,800mg を単回投与することになっている。ただし，精製したイコサペンタエン酸であるため，その保存には遮光，防湿，高温回避などの配慮が必要で一般的ではない。つまり，高純度のイコサペンタエン酸は酸化されやすい。一方，魚油であれば抗酸化物質のビタミン E が含まれており，その純度はともかくとして，魚を食べるほうが都合がよいかもしれない。

　ところで，イコサポリエン酸の生成経路を遡ると，n-6 系のリノール酸（18:2 n-6）と n-3 系の α-リノレン酸（18:3 n-3）に行き着く。ヒトはリノール酸および α-

表5-4　イコサペンタエン酸の生物作用

・血小板に対する作用：血小板凝集能の低下
血小板粘着能の低下
血小板数の減少
・血圧に対する作用：血圧降下
血圧上昇ホルモンに対する血管の感受性低下
・出血時間延長作用
・血液粘度低下作用
・赤血球変形能亢進作用
・血しょう脂質に対する作用：LDL-コレステロール低下
HDL-コレステロール上昇
中性脂肪低下
・抗炎症作用

出典）室田誠逸ら編：講座プロスタグランジン，東京化学同人（1988）

リノレン酸のどちらも生合成できないので，イコサペンタエン酸を含む魚だけではなく，これらの多価不飽和脂肪酸を常に食品から摂取する必要がある。

　脂肪酸を含有する食品の一覧を表5-5に示した。陸生獣肉やその乳製品は，ミリスチン酸（14:0）やステアリン酸（16:0）などの飽和脂肪酸と，n-9系一価不飽和脂肪酸が主であり，n-3系およびn-6系不飽和脂肪酸を含むことはほとんどない。ただし，飼育飼料によっては，たとえば「DHA-卵」などもある。

　n-3系のα-リノレン酸（18:3 n-3）はなたね油や大豆油などに多い。また，大豆

表5-5　脂肪酸を多く含む食品　　　　　　（食品可食部100g中）

パルミチン酸（16:0）	(g)	オレイン酸（18:1 n-9）	(g)	リノール酸（18:2 n-6）	(g)
パーム油	41.8	オリーブ油	70.5	サフラワー油	72.3
豚　脂	25.3	なたね油	55.2	ひまわり油	65.8
牛　脂	24.3	ヘーゼルナッツいり	45.9	綿実油	53.5
バター	22.1	調合サラダ油	45.8	大豆油	49.9
牛脂身肩ロース	20.6	マカダミアナッツ	42.1	とうもろこし油	47.3
牛脂身サーロイン	20.2	牛　脂	40.9	ごま油	42.0
豚脂身ロース	19.4	豚　脂	40.5	くるみ	41.2
ショートニング	19.2	落花生油	40.4	調合油	41.1
綿実油	18.8	米ぬか油	38.2	落花生油	34.0
羊脂身	17.9	パーム油	37.2	米ぬか油	33.3
豚脂身肩	17.4	ごま油	36.6	調合サラダ油	29.5
マーガリン　ハード	15.2	アーモンドいり	35.4	ブラジルナッツいり	26.7
米ぬか油	14.9	とうもろこし油	32.5	松の実いり	25.9
落花生油	11.1	マーガリン　ハード	32.4	マーガリン　ソフト	24.9
とうもろこし油	10.5	ピスタチオいり	30.2	ごまいり	23.3
大豆油	9.7	ショートニング	29.9	なたね油	20.5
オリーブ油	9.3	落花生いり	23.2	ピスタチオいり	16.3
ごま油	8.4	ひまわり油	17.9	落花生いり	15.0
やし油	8.4	綿実油	17.3	凍り豆腐	14.6
ミルクチョコレート	8.3	サフラワー油	12.7	アーモンドいり	12.9

α-リノレン酸 （18:3 n-3）	(g)	IPA イコサペンタエン酸 （20:5 n-3）	(g)	DHA ドコサヘキサエン酸 （22:6 n-3）	(g)
なたね油	10.2	すじこ	1.9	ほんまぐろ脂身	2.9
調合サラダ油	9.3	養殖はまち	1.5	すじこ	2.2
くるみ	9.0	きちじ	1.5	まだい養殖	1.8
調合油	8.3	まいわし	1.4	ぶ　り	1.8
大豆油	7.5	身欠きにしん	1.3	さ　ば	1.8
マーガリン　ソフト	2.1	ほんまぐろ脂身	1.3	養殖はまち	1.7
国産大豆	1.8	さ　ば	1.2	は　も	1.5
きな粉	1.7	まだい養殖	1.1	うなぎ蒲焼き	1.5
とうもろこし油	1.4	ぶ　り	0.9	きちじ	1.5
米ぬか油	1.3	うなぎ蒲焼き	0.9	さんま	1.4
かつお油漬缶詰	1.2	さんま	0.8	さわら	1.2
がんもどき	1.1	このしろ	0.7	まいわし	1.1
糸引き納豆	1.0	はたはた	0.5	みなみまぐろ脂身	1.1
豆みそ	1.0	みなみまぐろ脂身	0.5	身欠きにしん	1.0
天然あゆ　焼き	0.9	は　も	0.5	にじます	1.0
ショートニング	0.9	さ　け	0.5	さ　け	0.8
オリーブ油	0.8	さわら	0.5	む　つ	0.8
豚　脂	0.7	あなご	0.5	あ　じ	0.7
ひまわり油	0.7	かたくちいわし	0.5	ししゃも生干し	0.7
ごま油	0.6	ほんます	0.4	はたはた	0.7

出典）香川芳子監修：五訂食品成分表，女子栄養大学出版部（2001）を改変

を原料とした伝統的な食品にも含まれており日常的に食卓にのぼるので摂取量は少なくない。n-6系のリノール酸（18:2 n-6）はサフラワー油など植物油に多く含まれる。

イコサペンタエン酸（20:5 n-3）とドコサヘキサエン酸（22:6 n-3）は魚由来である。いわゆる青魚に多く含まれているが，養殖ものはイコサペンタエン酸を強化した飼料で成魚となる。

健康な日本人のイコサペンタエン酸とドコサヘキサエン酸の推奨される摂取量は，エネルギー比率で0.5％程度である。しかし，魚食の少ない欧米型の食事スタイルに傾くと，n-3系のα-リノレン酸から誘導される部分があるとしても，イコサペンタエン酸とドコサヘキサエン酸の体内蓄積量は低下する。一方，n-6系多価不飽和脂肪酸の摂取および蓄積量は過剰となり，血栓形成による脳梗塞や心筋梗塞，動脈硬化など血管病変発症の危険性が増加する。食生活がデンマーク型に変化した最近のイヌイットにはデンマーク人と同程度の心疾患が認められている。

＊　イヌイット　　エスキモーともいわれるが，グリーンランド原住民のことでグリーンランダーという。

1.3　脳神経系との関係（DHA）

ドコサヘキサエン酸（22:6 n-3，DHA；docosahexaenoic acid）は，アラキドン酸やイコサペンタエン酸と同様に，生体膜リン脂質，特にホスファチジルエタノールアミンのC2位にエステル結合して（図5-13），ヒトの光受容体や大脳皮質などの神経関連組織中に局在している。脳細胞内では情報伝達にかかわるシナプス膜に多い。そのため，視力や記憶に重要な役割を担っていると考えられているが，ドコサヘキサエン酸の機能や生理的意義は十分に解明されてはいない。

不飽和度の高いドコサヘキサエン酸が結合したリン脂質を多く含む脳神経細胞などでは，その膜流動性が増加しているものと予想される。そのため，膜結合酵素や膜内レセプターの動態変化などにつづく何らかの二次的な作用が考えられ，種々の生理的効果が期待されることとなる。しかし，ヒトに対する効果の多くは，ほとんど推測の域を出ていない。また，イコサペンタエン酸とは異なり，医薬品としてのドコサヘキサエン酸製剤は現時点ではまだ市販されていない。

ドコサヘキサエン酸はイコサペンタエン酸とともに魚油に含まれている。マグロや

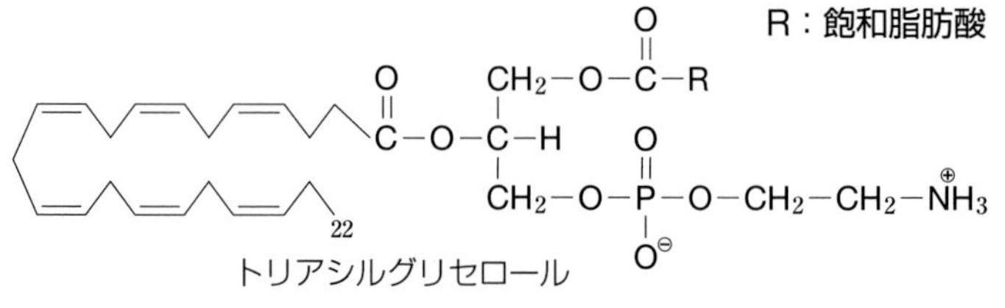

図5-13　ドコサヘキサエン酸（22:6 n-3）を結合した ホスファチジルエタノールアミンの構造

表5-6　予想されるドコサヘキサエン酸の生物活性

	予想される生理的作用
DHA	学習機能向上 → 記憶力増強作用
DHA	網膜反射機能向上 → 視力低下抑制作用
IPA＋DHA	血中脂質低下作用
IPA＋DHA	抗血栓作用
IPA＋DHA	抗炎症作用

注）DHA：ドコサヘキサエン酸　IPA：イコサペンタエン酸

カツオなどの大型回遊魚では，その眼窩脂肪組織にトリアシルグリセロールの形で高濃度に存在する。ドコサヘキサエン酸を多く含む食品を表5-5に示したが，マグロ，ブリ，サバなどに多い。ドコサヘキサエン酸含量の高い食品は，一般に，イコサペンタエン酸も多く含んでいる。このことは，20:5 n-3 と22:6 n-3 が相互に変換される可能性を示唆する。

　ドコサヘキサエン酸は，摂取した α-リノレン酸（18:3 n-3）から生合成できるが（図5-4），前駆体のイコサペンタエン酸（20:5 n-3）との相互変換反応が可能であるため，その生理活性がドコサヘキサエン酸そのものによる作用なのかは不明である。また，摂取した α-リノレン酸がドコサヘキサエン酸に変換される割合もよくわかっていない。ドコサヘキサエン酸を含む食品の摂取が提唱されるゆえんである。現在，イコサペンタエン酸とドコサヘキサエン酸を合わせた必要量は，エネルギー比率で0.5％程度が推奨されているが「日本人の食事摂取基準」にその記載はない。

　予想される生理的作用を表5-6に示したが，ドコサヘキサエン酸のさまざまな生物作用が動物実験の結果から推測されている。しかし，仮にネズミの記憶力が増強したとしても，ただちにヒトの頭が良くなるとはいえないのである。ヒトにおいてもドコサヘキサエン酸の効果が期待できるか否かは，ヒトを対象とした今後の研究を待たねばならない。

　脂質は生体のエネルギー源として必要なばかりでなく，生体構成成分としても重要な役割を担っている。膜脂質構成成分としての脂肪酸は遊離状態となったのち，多様な身体機能調節にかかわる。したがって，少なくともその最小必要量を食事から摂取しなければならない。しかし，摂取脂肪エネルギー比率の増加が種々の血管病発症と正の相関を示すことから，摂取脂肪食品の種類，すなわち，食品含有の脂肪酸の構造的相違とその摂取量が食品機能効果を期待する上で重要となる。食品成分が生理的活性を有しているとしても，それは純度や摂取量の点で医薬品とは異なる。食品には，いわゆる即時的な治療効果はないのであって，逆にそれを期待して過剰摂取することは健康上好ましくない。

　α-リノレン酸（18:3 n-3），イコサペンタエン酸（20:5 n-3）やドコサヘキサエ

ン酸（22:6 n-3）を代表とする n-3 系多価不飽和脂肪酸，およびリノール酸（18:2 n-6）を出発物質として誘導されるビスホモ-γ-リノレン酸（20:3 n-6）やアラキドン酸（20:4 n-6）などの n-6 系多価不飽和脂肪酸は必須脂肪酸とみなされている。これら脂肪酸の生理活性は多種多様であるが，その作用の多くは誘導体であるイコサノイドが発揮する生理的効果に由来している。

　いずれにせよ，生体にとって n-3 系が有用であって n-6 系は不要であるなどと考えることはできない。その摂取バランスが重要なのである。このことを踏まえて，n-6 系と n-3 系多価不飽和脂肪酸の摂取比は，健康な人では 4：1 を目安とすることが推奨されているし，飽和脂肪酸，一価不飽和脂肪酸および多価不飽和脂肪酸の望ましい摂取割合はおおむね 3：4：3 を目安とするとの考えもあるが，「食事摂取基準」にその記述はない。

2. ジアシルグリセロール

2.1　定義と分類

　ジアシルグリセロール（diacylglycerol；ジグリセリド, diglyceride）とは，文字通り，グリセロールにアシル基，すなわち，脂肪酸が 2 個エステル結合した化合物であって，単純脂質に分類される。しかし，食物中の脂質の大半を占めるのは，脂肪酸が 3 個結合したトリアシルグリセロール（triacylglycerol；トリグリセリド, triglyceride；中性脂肪）である。脂肪酸が 1 個結合したモノアシルグリセロール（monoacylglycerol；モノグリセリド, monoglyceride）やジアシルグリセロールは代謝中間体として生体内に認められるが，天然物には微量しか存在しない（図5-14）。

　一般に，動物性および植物性脂質に含まれる脂肪酸の半分以上は不飽和脂肪酸である。図5-14の R は，エステル結合する種々の脂肪酸のアシル基である。動物性脂肪は，パルミチン酸（16:0）やステアリン酸（18:0）などの長鎖飽和脂肪酸が多いが，パルミトレイン酸（16:1）やオレイン酸（18:1）などの長鎖一価不飽和脂肪酸も結合している。そのほか，中鎖脂肪酸や短鎖脂肪酸も含まれる。一方，植物性脂肪では，リノール酸（18:2）や α-リノレン酸（18:3）をはじめとする長鎖多価不飽和脂肪酸が比較的多く組み込まれている。多価不飽和脂肪酸の結合部位は，グリセロールのC2 位（β-位）が多い。

　トリアシルグリセロールは，動植物のエネルギー貯蔵庫であって，生体膜成分とはならない。トリアシルグリセロールに結合する脂肪酸の種類が 3 種ともに同一の場合もあるが，多くは異種の脂肪酸が結合した不均一トリアシルグリセロールである。構造式から分かるように，トリアシルグリセロールは非極性で水に溶けないこともその特徴のひとつである。

　アシルグリセロールに似た構造を持ち，複合脂質に分類されるグリセロリン脂質がある。グリセロリン脂質はグリセロール 3-リン酸の誘導体で，塩基のほか脂肪酸 2 分子を結合している（図5-6，5-13）。

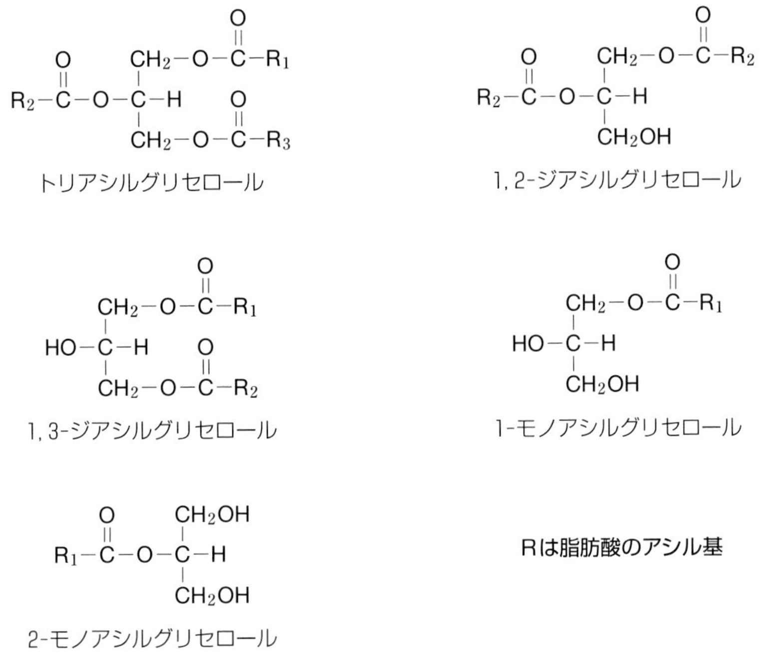

図 5-14　アシルグリセロールの構造

2.2　アシルグリセロールの消化と吸収

　食事から摂取する動物性および植物性油脂は，結合している脂肪酸の種類が異なっている不均一トリアシルグリセロールの混合物である。トリアシルグリセロールは日常摂る脂質のおよそ 90％を占めている。摂取したトリアシルグリセロールは，新生児では舌腺リパーゼや胃リパーゼによってわずかに分解されるが，通常は，口腔内や胃内で分解されることはない。トリアシルグリセロールは，胃の蠕動運動により物理的消化を受け，エマルションとなる。

　十二指腸に送られたトリアシルグリセロールがさらに胆汁酸の乳化作用を受けると，胆汁酸塩で覆われた脂質部分と消化酵素を含む水層部分との境界面が広くなる。膵臓から分泌される膵臓リパーゼによる酵素反応は水層でのみ可能であるから，水不溶性のトリアシルグリセロールを分解するためには，この境界面積の大きさが重要となる。

　膵臓リパーゼがコリパーゼと複合体を形成し，脂質部分と水層部分との境界面に固定されると，トリアシルグリセロールの C1 と C3 位のエステル結合が加水分解される。トリアシルグリセロール 1 分子から 2 分子の長鎖脂肪酸と，1 分子の 2-モノアシルグリセロール（β-モノアシルグリセロール）が生じる。このとき遊離する長鎖脂肪酸は Na^+ 塩あるいは K^+ 塩となって，さらに脂質の乳化を促進する。2-モノアシルグリセロールは膵臓リパーゼの作用を受けないため，これ以上分解されることはほとんどない。しかし，イソメラーゼによる C1 への分子内転移反応につづく膵臓リ

パーゼ作用によって，2-モノアシルグリセロールが完全分解される場合もある。イソ
メラーゼ活性はそれほど高くはなく，摂取したトリアシルグリセロールの 10〜20%
程度が完全分解されてグリセロールと脂肪酸 3 分子を生じる。

　図 5-15 に示したが，食物中のグリセロリン脂質は膵臓ホスホリパーゼ A_2 の触媒
作用で加水分解される。遊離される長鎖脂肪酸は C2 位に結合している 1 分子のみで
あって，多価不飽和脂肪酸が多い。残りの部分はリゾリン脂質と呼ばれ，強い界面活
性作用を示す。

　膵臓リパーゼあるいは膵臓ホスホリパーゼ A_2 により生じた飽和型および不飽和型
長鎖脂肪酸，2-モノアシルグリセロール，ジアシルグリセロールやリゾリン脂質は，
胆汁酸とともに混合ミセルを形成し水溶性が増す。その後，これらの分子は小腸内面
を覆う粘膜細胞表面でミセルから遊離し，単純拡散により小腸粘膜上皮細胞内にとり
込まれる。この過程には，上皮細胞刷子縁に表在する微絨毛膜が重要な役割を担って
いる。

　小腸粘膜上皮細胞内にとり込まれた 2-モノアシルグリセロールに，飽和型および

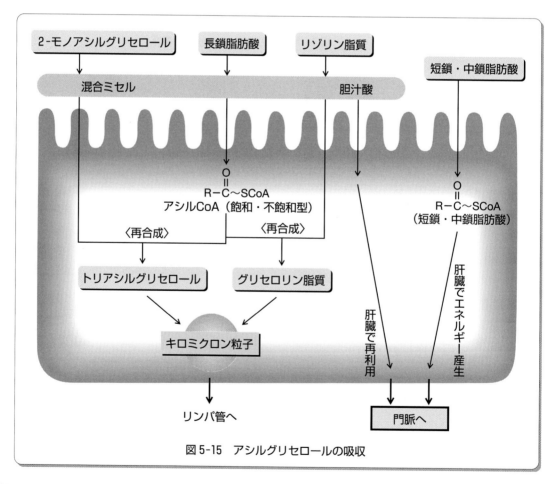

図 5-15　アシルグリセロールの吸収

不飽和型長鎖脂肪酸の CoA 誘導体が組み込まれ，トリアシルグリセロールが再合成される。この反応は小胞体で進み，アシル CoA（acyl CoA）シンテターゼ，アシルグリセロールアシルトランスフェラーゼおよびジアシルグリセロールアシルトランスフェラーゼが関与する。グリセロリン脂質も同様に再合成されるが，通常の食物摂取での生成量は少ない。

　摂取食物中の脂肪は，消化・分解されたのち，小腸粘膜細胞内でトリアシルグリセロールに再合成される。しかし，短鎖・中鎖脂肪酸は長鎖脂肪酸とは異なり，アシルグリセロールに再び組み込まれることはなく，直接，門脈を経て肝臓に送られエネルギー源として消費される。

　再合成されたトリアシルグリセロールは，グリセロリン脂質，コレステロールやアポタンパク質などと，リポタンパク質の一種，キロミクロン粒子を形成する。キロミクロン粒子合成の場はゴルジ体である。摂取脂肪の量比の関係から，キロミクロン粒子にはトリアシルグリセロールが 90% 近く含まれることになる。キロミクロンは，リンパ管，胸管を経て，左頸静脈と鎖骨下静脈の合流点から大循環に流入する。糖質

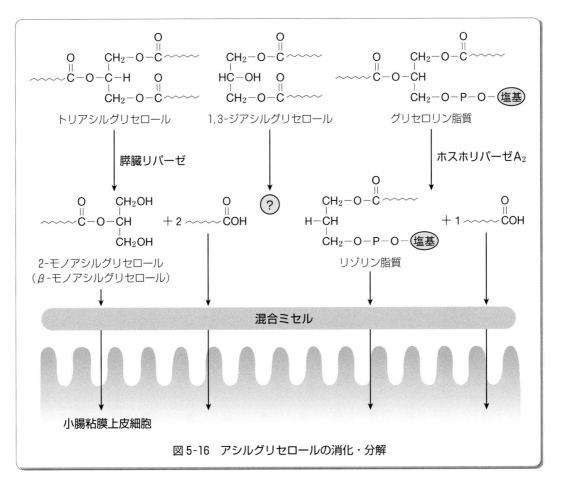

図 5-16　アシルグリセロールの消化・分解

の摂取エネルギーが十分なときには，キロミクロン粒子内のトリアシルグリセロール
は，脂肪組織で，その毛細血管壁に結合しているリポプロテインリパーゼで加水分解
される。遊離した脂肪酸は脂肪組織内へとり込まれ，トリアシルグリセロールに再合
成された後，脂肪滴として貯蔵される。リポプロテインリパーゼは，エネルギーが足
りている場合には，脂肪組織にその活性が高く，脂肪蓄積が亢進する。したがって，
摂取脂肪エネルギー比率の増加は肥満を誘引する原因のひとつとなる。アシルグリセ
ロールの小腸粘膜細胞吸収後の経路を図 5-16 に示した。

2.3　ジアシルグリセロールの機能性

　ジアシルグリセロールとは，前述のとおり，1,2-ジアシルグリセロールおよび 1,3-
ジアシルグリセロールを指す。食品にも含まれるがその量は比較的少ない。しかし，
植物油，特に米ぬか油には約 7.5％と比較的多量に含まれているといった報告もある。
主な食用油に含まれるジアシルグリセロールを表 5-7 に示す。

表 5-7　主な食用油に含まれるジアシルグリセロール

	ジアシルグリセロール	トリアシルグリセロール
綿 実 油	9.5（%）	87.0（%）
パーム油	5.8	93.1
オリーブ油	5.5	93.3
コーン油	2.8	95.8
サフラワー油	2.0	95.6
大 豆 油	1.0	97.9

出典）www.kao.co.jp および D'alonzo *et al. J. Am. Oil Chem. Soc.* **59**, 292（1982）を改変

　ジアシルグリセロールの生理学的・栄養学的意義はこれまで十分に解明されていな
かったが，1990 年以降，村田ら，ならびに渡邊ら[1)2)3)]により，ジアシルグリセロー
ル添加食ラットで血清トリアシルグリセロール低下作用が報告された。その後，ヒト
に対する効果が検討され，ジアシルグリセロールを主成分とする食用油が，厚生労働
省認可特定保健用食品として市販されるようになった。また，米国食品医薬品局
（FDA）の承認も得られ，安全性と同時に，通常の食用油を含む食品と比較して，体
重および総脂肪量が減少するものとして承認されている。さらに，日本人間ドック学
会は生活習慣病予防にこの商品名をあげて推奨している。
　ところで，"体に脂肪がつきにくい"効果がヒトで認められるためには，たとえば，
次のいずれかが必要条件となる。そこで，前節「2.2　アシルグリセロールの消化と
吸収」で述べた内容を基にジアシルグリセロールの機能性を考えてみる。
　①　他の食餌由来トリアシルグリセロールの消化あるいは吸収を抑える？
　②　ジアシルグリセロールそのものが消化あるいは吸収されない？

③　小腸粘膜細胞内でのトリアシルグリセロール再合成を抑制する？

市販品に用いられているジアシルグリセロールは，大豆油となたね油から酵素法で製造したもので，1,2-と1,3-ジアシルグリセロールの比が3：7の混合物であって，その含有量は約80％である。大豆油となたね油を使用しているため，オレイン酸，リノール酸，およびα-リノレン酸が主成分である。

日本人の脂質摂取量は人によりさまざまであるが，平均値はおよそ50g/日である。このうち約10〜12gを食用油から摂取していると想定できるので，10gをジアシルグリセロールに置き換えた場合を仮定すると，3gが1,2-ジアシルグリセロール，7gが1,3-ジアシルグリセロールということになる。

摂取脂肪の消化とその吸収および再合成のためには，その部分加水分解物である2-モノアシルグリセロールが小腸粘膜細胞内へ移行することが重要である。2-モノアシルグリセロールは強力な乳化促進剤でもあるが，完全分解されて生じる水溶性のグリセロールにその作用はない。

ジアシルグリセロールに関する研究結果から[2] [3]，血中キロミクロンレムナントの上昇抑制，キロミクロン粒子のトリアシルグリセロール含量の半減，血清トリアシルグリセロール値の減少（10〜20％低下），食後血中トリアシルグリセロール値の上昇抑制，および体脂肪蓄積抑制効果などが報告されている。

小腸粘膜細胞に吸収された2-モノアシルグリセロールに脂肪酸を再結合させるアシルグリセロールアシルトランスフェラーゼは，グリセロールそのものを基質にすることはほとんどない。また，2-モノアシルグリセロールは，1,2-ジアシルグリセロールからは可能であるが，1,3-ジアシルグリセロールからは生成されない。したがって，1,3-ジアシルグリセロールはグリセロールと脂肪酸に完全分解されたのち，トリアシルグリセロールに再合成されることなく吸収される。つまり，トリアシルグリセロールを1,3-ジアシルグリセロールに置き換えた7g分だけ，2-モノアシルグリセロールが減少することになる。このことは，再合成されるトリアシルグリセロールが通常食に比べておよそ15％減少するものと計算される。2-モノアシルグリセロールが減少する分だけ余剰となる脂肪酸は，小腸細胞ミトコンドリア内でβ-酸化を受けることも考えられる。いずれにせよ，2-モノアシルグリセロール量が減少する結果，再合成されるトリアシルグリセロール総量が減少することになる。つまり，脂肪組織に輸送され，脂肪滴として貯蔵されるトリアシルグリセロール量が減少する。

ジアシルグリセロール1g当たりのカロリー数は，トリアシルグリセロールと同様，9kcalである。また，置換可能なのは，食用油摂取量に相当する，およそ10g程度である。その効果を期待して，動物性脂肪摂取量が増加するのであれば，ジアシルグリセロールの効果は相殺されてしまう可能性を包含している。

したがって，ジアシルグリセロール摂取による"体に脂肪がつきにくい"効果は，日常摂取する脂質が適正量である場合に限ってのみ得られるものと考えられる。

3．中鎖脂肪酸

3．1　定義と分類

　分子内炭素数に基づいた中鎖脂肪酸の定義はいささか曖昧であり，有機化学としてはともかく，食品機能学の観点からみれば炭素数 8 ～10個の飽和脂肪酸を中鎖脂肪酸とよぶことになる。また，これらの中鎖脂肪酸で構成されている中鎖トリアシルグリセロール（中性脂肪）を特に中鎖脂肪（MCT：medium chain triacyl glycerol あるいは-glyceride，または middle chain triacyl glycerol あるいは-glyceride）という。

　天然の中鎖脂肪酸は，アブラヤシの種子から抽出されるパーム核油やヤシ油（ココヤシ）に 5 ～10％程度が，また乳製品の脂肪分にも 3 ～ 5 ％が含まれるほか母乳にも存在する。いわゆる通常の植物油には炭素数18個の不飽和脂肪酸であるオレイン酸（18：1 Δ^9）やリノール酸（18：2$\Delta^{9,12}$），α-リノレン酸（18：3 $\Delta^{9,12,15}$）などが多く含まれていることを考えると，中鎖脂肪酸の分布やその構造は特徴的である。中鎖脂肪酸は，具体的には炭素数 8 個のカプリル酸（ 8：0 ）と炭素数10個のカプリン酸（10：0 ）に限定して問題ないと考えてよく，一価あるいは多価不飽和の中鎖脂肪酸は天然にほとんど存在しない。因みに，炭素数 6 個の飽和脂肪酸はカプロン酸（ 6：0 ）であり，炭素数12個のそれはヤシ油の含量が高いラウリン酸（12：0 ）で共に中鎖脂肪酸に分類されることもある。

　脂肪酸と中性脂肪の関係と同様に，中鎖脂肪酸と中鎖脂肪（MCT）が混同して使用される場合も少なくない。一般に，脂肪酸は短鎖のそれを除いて細胞毒性を有しており，生体内の脂肪酸はアルブミンなどのタンパク質に結合するか，あるいはグリセロールなどとエステル結合して存在している。したがって，その相違を理解することは病者用食品や未熟児の栄養補給など医療用途としての有用性の把握に不可欠なのである。

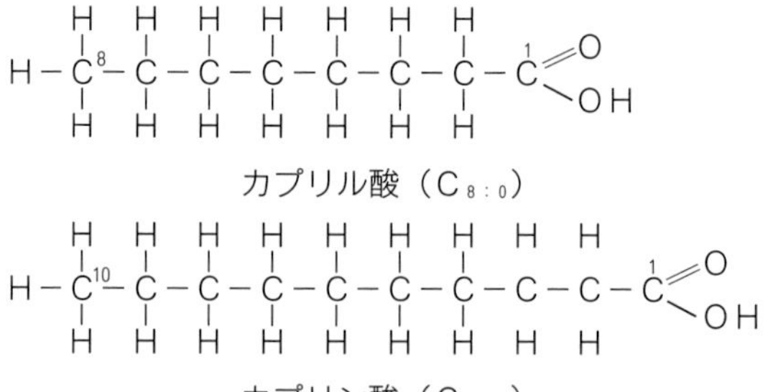

図5-17　中鎖脂肪酸の構造

3．2　中鎖脂肪の消化と吸収

　中鎖脂肪酸をエステル結合した中鎖脂肪（MCT）の消化吸収に際しては，長鎖脂肪酸からなるトリグリセリド（LCT）の場合とは異なり胆汁酸を必要としない。ま

た，MCT のリパーゼによる加水分解と小腸上皮粘膜細胞内への吸収が極めて速いほか，吸収にミセル形成を必要としないことなどは LCT と大きく異なる MCT の特徴である。小腸上皮粘膜細胞にとり込まれた中鎖脂肪酸の大部分はトリグリセリドへの再構成やキロミクロンに包含されることもなく，中鎖脂肪酸のままアルブミンに結合するなどして門脈経由で速やかに肝臓へ送られる。肝細胞内に移行した中鎖脂肪酸は，細胞質中で中鎖脂肪酸アシル CoA に変換されたのち，ミトコンドリア外膜と内膜を経由して，β酸化の場であるミトコンドリアマトリックスへ移行する必要がある。内膜通過に際して，長鎖脂肪酸アシル CoA はカルニチンとの交換反応が必須であるが，中鎖脂肪酸アシル CoA はカルニチン輸送系に依存しない。以上のことなどから，中鎖脂肪酸および MCT は消化吸収とその酸化分解が容易に行われるためエネルギーとして利用されやすく治療食品として重要である。

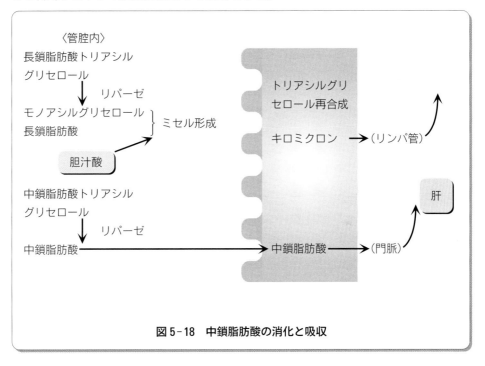

図 5-18　中鎖脂肪酸の消化と吸収

3.3　中鎖脂肪酸の機能性

中鎖脂肪（MCT）がもつ消化吸収の特徴から，たとえば胆汁うっ滞時や膵機能低下などに起因する脂肪吸収障害時においては，MCT を通常の脂肪食に代替しエネルギー源として利用することができる。しかし，キロミクロンが形成されないので脂溶性ビタミンなどの非経口投与が不可欠となることに留意しなければならない。

MCT は静脈栄養剤として医療用に用いられるほか，種々の医薬品の脂溶性を上げるためにカプリン酸塩が採用されているが，日本人が日常摂取する MCT は主に乳製品からであり，その量は 0.2〜0.3 g 程度とされている。当然ながら乳製品摂取量が多い欧米人のそれは 2〜3 g と見積もられている。

　　MCT の体内動態は，キロミクロンにより運搬されて脂肪組織等に蓄積する LCT
とは異なり，門脈経由で直接肝臓に入り素早く燃焼することにあるため，摂取する
LCT の一部を MCT 摂取に代えることで体脂肪量の低下や体重減少などが期待され
る。しかし，MCT のみでは必須脂肪酸が摂取できないので MCT と LCT をミック
スするなどの工夫が必要となる。

　　そのほか，MCT の機能には，エネルギー産生の活性化作用，HMG-CoA 還元酵
素の活性制御によるコレステロール低下作用，体タンパク質節約効果のほか，貯蔵脂
肪の燃焼促進作用なども推測されている。

4．コレステロールの吸収と代謝

4.1　植物性ステロール

（1）定義と分類

　　植物ステロール（植物性ステロール）の研究は古くからなされており，血中総コレ
ステロールおよび LDL-コレステロール低下作用を有することが知られている。難吸
収性を特徴とする植物ステロールは，消化管からほとんど吸収されないため，体内蓄

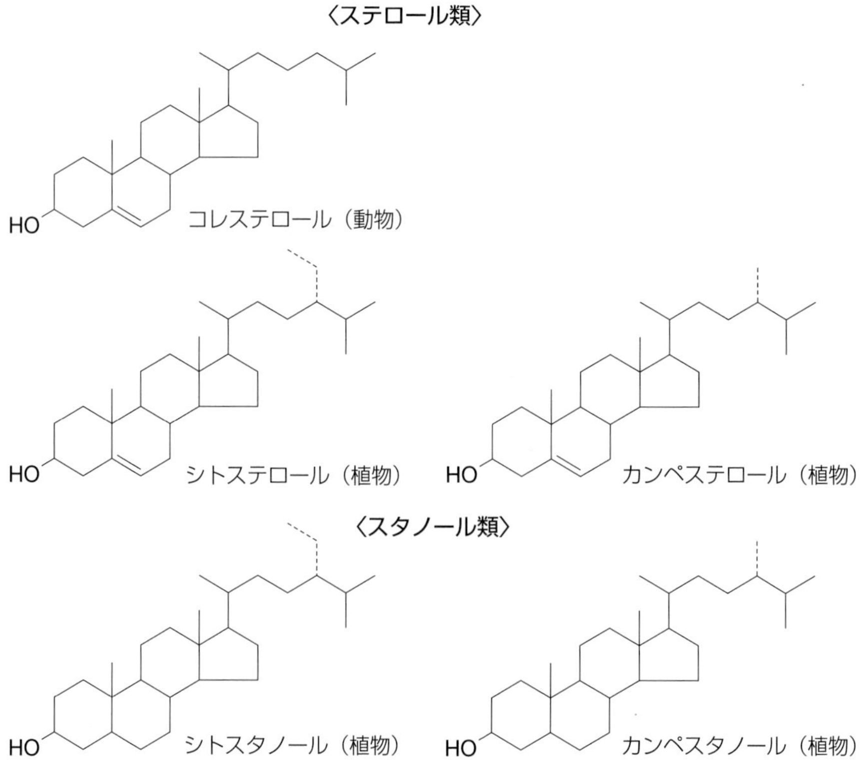

図 5-19　ステロールとスタノールの構造

積性もなく，したがって，安全性が高いと考えられる。

　また，その効果は，小腸粘膜細胞におけるコレステロール吸収阻害作用によるものである。ちなみに，米油100g当たり1g近い植物ステロールが含まれている。そのほか，とうもろこし油，なたね油などに多く含有されている。植物スタノールとは，植物ステロールの二重結合が飽和化されたものである。これらの構造を図5-19に示した。

（2）植物ステロールの機能性

　摂取食品中のコレステロールは，遊離型および脂肪酸エステルの形で消化管に入る。エステル型は，膵臓から分泌されるコレステロールエステル水解酵素でコレステロールと脂肪酸に加水分解される。遊離型コレステロールは，トリアシルグリセロールの分解産物と一緒に混合ミセルとなり，小腸粘膜細胞にとり込まれる。コレステロールエステルの形では吸収されない。その後，コレステロールはキロミクロン粒子に組み込まれ，リンパ管を経て血中に入る。

　ところで，動脈硬化などの血管病変を予防するためには，血中総コレステロールを低値（240mg/dL以下）に，LDL-コレステロールを140mg/dL以下に保つことが推奨されている。

　コレステロールの体内合成量は，通常，食物から供給される量よりも多く，摂取食品から生体内にとり込まれるコレステロール量は極度に制限されている。小腸粘膜からの吸収量は摂取量の約20％と少なく，摂取残分は糞便中に排泄される。したがって，植物ステロールに小腸粘膜細胞からのコレステロール吸収抑制効果があるとしても，血中コレステロール値の低下作用には限界があるものと考えられる。

　前述のジアシルグリセロールを主成分とする食用油に植物ステロールを添加（4％）した特定保健用食品が，"コレステロールを下げる"とのキャッチコピーで販売されている。

　植物ステロールは特異的・選択的に優先して混合ミセルにとり込まれるため，同時に摂取した動物性コレステロールの混合ミセルへの組み込みが抑制される。また，植物ステロールを含んだ混合ミセルは小腸粘膜細胞に吸収されることなく，混合ミセルから排除されたコレステロールとともに糞便中に排泄される。同時に，植物ステロールが混合ミセルにとり込まれた分だけトリアシルグリセロールの吸収量も低下することが予想される。生体に必要なコレステロールは，通常，生合成される量だけでは足りないのであるが，肝細胞等で合成されるコレステロール量は，摂取コレステロール量を加味しながら厳密に調整されている。したがって，植物ステロールが血中コレステロール値を大幅に減少させるような機能性は，さほど期待できるものではないとも考えられる。

　脂溶性情報伝達分子に対する核内レセプターやイコサノイドなどの生理的活性とも関連するが，日常摂取するn-3およびn-6系多価不飽和脂肪酸，植物ステロール，

あるいは人工産物であるジアシルグリセロールのほか，今後開発されることが予想される脂質代謝制御機能を有する機能性食品成分が，健康の維持・増進や疾病予防に積極的に利用されるものと予想される。しかし，その機能性評価には，動物実験結果だけではなく，ヒトに対する充分な研究が不可欠であることは，間違いのないところである。

４．２　大豆タンパク質，リン脂質結合大豆ペプチド
（１）定義と分類

　食品タンパク質由来のペプチドは当然ながら消化の過程でも生じるが，アミノ酸数個からなるペプチドの方が同一組成のアミノ酸よりも小腸での吸収が早いことから，窒素源として経腸栄養剤として有用でありスポーツドリンクにも用いられている。しかし，経口摂取した大豆タンパク質はもちろんのこと，消化管腔内で生じたテトラペプチド以上のアミノ酸残基からなるオリゴペプチドがそのまま血中に吸収されることはほとんどない。

　ところで，大豆タンパク質の一種，β-コングリシニン（β-conglycinin）が消化管腔内で消化管粘膜に作用してコレシストキニン分泌を促進することや，リン脂質結合大豆ペプチドによる血中コレステロール値低下作用が知られている。リン脂質結合大豆ペプチドにはCSPHP（a crude type of soy protein hydrolysate with bound phospholipids）及びSPHP（soy protein hydrolysate with bound phospholipids）がある。また，リン脂質を含まないSPH（soy protein peptic hydrolysate）も知られている。

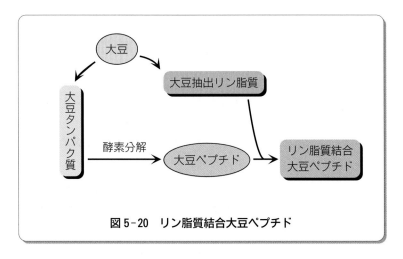

図5-20　リン脂質結合大豆ペプチド

（２）機　能　性

　β-コングリシニンは，シグナル伝達にかかわるGタンパク質共役型受容体を介して，コレシストキニン分泌細胞に作用しコレシストキニンの分泌を促進する。その結

果，摂食抑制を引き起こし摂食量の低下が期待される。

　一方，リン脂質結合大豆ペプチド（CSPHP）は，血中総コレステロールとLDL-コレステロール値の低下作用並びにHDL-コレステロールの増加効果が提唱され，特定保健用食品として市販されている。そのメカニズムは，消化管内においてCSPHPが食事由来のコレステロールを吸着するためにコレステロール吸収率が大幅に低下すること，また胆汁酸の再吸収も強く抑制されることにあると考えられている。米国FDAは，1日25gの大豆タンパク質の摂取が心疾患の発症リスクを低減するものと推奨しているが，1日3gのCSPHP摂取で血中コレステロールの低下効果が期待されることから，大豆タンパク質摂取よりもその効率は高いことになる。エゼチミブなどの腸管コレステロール阻害薬やコレスチラミンなどの陰イオン交換樹脂が脂質異常症に用いられているが，リン脂質結合大豆ペプチドや大豆タンパク質摂取によるその代替は今後期待されるものである。しかしながら，CSPHPは医薬品ではなくあくまでも食品であることなどから，その臨床応用データの集積を待つべきでもある。

4.3　茶カテキン
（1）定義と分類
　茶に含まれるカテキン類は茶葉を熱湯で煎じると溶出される成分で，玉露（約10%）よりも煎茶（約14%）や番茶（約13%）の含量が高い。因みに，ウーロン茶には約7%，紅茶にはおよそ6%のカテキン類が含まれているとされるが，当然ながら産地やその時期によりカテキン類の含量は変動する。いずれにしても，お茶のポリフェノールの大半はカテキン類と考えてよい。カテキン類は，（＋）-カテキン（catechin），エピカテキン（epicatechin），エピガロカテキン（epigallocatechin），エピガロカテキンガレート（epigallocatechin gallate），エピカテキンガレート（epicatechin gallate）などに分類される。

（2）機　能　性
　茶カテキンには血圧低下作用のほかα-アミラーゼ阻害作用や小腸スクラーゼ阻害作用も確認されていることから血糖低下作用などが示唆される。また，茶カテキン摂取により糞便中に排泄される全脂肪量とコレステロール量の増加，ならびに血中コレステロール低下効果が報告されている。研究論文は多いが，ヒトのコレステロール代謝にかかわるカテキンの効果はさまざまである。つまり，含有されるカフェインによりカテキンの作用がマスクされてしまうようである。しかし，ガレートエステル型カテキンにヒト総コレステロール及びLDL-コレステロール低下作用が認められている。しかし，その詳細な機序は現在のところ不明のままである。

　お茶を1杯飲んでも，1日に10杯程度飲んだとしてもガレートエステル型カテキンの血中濃度は一過性に上昇しても高々数百nM程度であるし，その血中濃度が維持されることはなくカテキンはすみやかに代謝されてしまう。また，吸収されたカテキ

ンは直ちに抱合体に変化することを併せて思考すると，どの程度のコレステロール低下効果が期待できるのかは現時点で不明と言わざるを得ない。しかし，毎日何度も，また長年摂取することを考えるとその効果は無視できないことも確かである。なお，茶カテキンが肝臓における脂質代謝関連遺伝子の発現亢進とβ酸化活性上昇に起因する脂質燃焼量とエネルギー消費量を増加させることなども提唱されている。

４．４　ブロッコリー・キャベツ由来アミノ酸（SMCS：S-methylcysteinsulfoxide）
（1）定義と分類

アブラナ科のブロッコリーやキャベツに含まれるSMCSにコレステロール，特に血中LDL-コレステロール濃度低下作用を示すとする特定保健用食品が認可されている。SMCSを多く含む部位はキャベツの中心であり，葉の内外側にもおよそ同程度含まれ，その含量は69〜112mg/100g程度とされている。SMCSはネギ科やアブラナ科の植物全般に，つまりケールやブロッコリーにも多く含まれている。

（2）機　能　性

SMCSは，ラットを用いた *in vivo* 実験において，コレステロールを胆汁酸に変換する酵素であるコレステロール 7α-ヒドロキシラーゼを活性化し，糞便中への胆汁酸排出効果を上昇させること，またヒト試験においてもLDL-コレステロール低下作用を有することが提唱されているが，学術論文が余りなく今後の実証データの蓄積が待たれる。

４．５　乳清分解ペプチド（ラクトスタチン）
（1）定義と分類

ラクトスタチン（lactostatin）は，乳清β-ラクトグロブリンのトリプシン加水分解物でペンタペプチド（Ile-Ile-Ala-Glu-Lys）である。

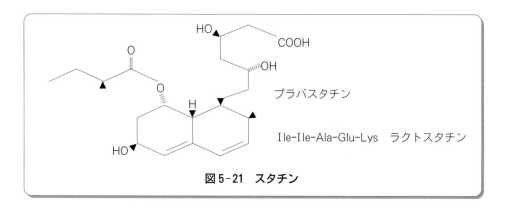

図5-21　スタチン

（2）機　能　性

　培養細胞を用いた *in vitro* の実験において，ラクトスタチンはコレステロール7α-ヒドロキシラーゼ遺伝子を転写活性化することによりコレステロール分解を促進するとされているが，経口摂取した場合のその機能などは定かではない。

4.6　β-コングリシニン（beta-conglycinin；7S-globulin）

　大豆に大量に存在するタンパク質である。肝臓における脂肪酸のβ酸化を昂進し，脂肪酸合成を低下させる。また，トリアシルグリセロールの糞中排泄量を増加させることにより，血中中性脂肪を低下させる。

4.7　ケルセチン（quercetin）配糖体，イソクエルシトリン（Isoquercitrin）配糖体

　イソクエルシトリンおよびイソクエルシトリンに1～7個のグルコースがα-1,4結合したものである。吸収された後，肝臓で脂肪分解酵素のホルモン感受性リパーゼと脂肪酸のβ酸化を昂進し，血中中性脂肪を低下させる。

4.8　葛の花エキス（葛の花由来イソフラボン，テクトリゲニン類（Tectorigenin））

　テクトリゲニン類は吸収された後，肝臓での脂肪合成阻害，脂肪組織での脂肪分解および熱産生亢進の複合的な作用で白色脂肪重量に影響をおよぼすと考えられる。

4.9　モノグルコシルヘスペリジン（Monoglucosyl hesperidin）

　ミカンなどに存在するヘスペリジンにCyclodextrin glucanotransferaseを働かせて，グルコースを転移合成したもので，水に対する溶解性が大幅に高められている。
　吸収された後，肝臓における脂肪酸のβ酸化を昂進し，脂肪酸合成を抑制することで血中中性脂肪を低下させる。

4.10　リンゴプロシアニジン（Apple procyanigin）

　プロシアニジンはエピカテキンあるいはカテキンが縮合したオリゴマーで，2～15量体として存在する。脂肪とともに摂取すると，リパーゼの働きを阻害するため，脂肪は消化されず，便中に排泄される。また，吸収されたりんごポリフェノールは，体内の脂肪酸合成活性を抑制し，内臓脂肪の増加を抑制する。

4.11　クロロゲン酸類（Chlorogenic acid）

　体脂肪が燃焼されるとき，脂肪はミトコンドリアにとり込まれる。クロロゲン酸は，ミトコンドリアの脂肪のとり込みを促すはたらきがあり，体脂肪の燃焼を促進する。また，脂肪組織や，特に肝臓において，脂質の消費を亢進，合成を抑制する。このことが，クロロゲン酸類の継続摂取により，体脂肪の蓄積が低減する機序のひとつと考えられている。

５．共役リノール酸

（1）定義と分類

　n-6系の必須脂肪酸であるリノール酸（18：2, $\Delta^{9, 12}$）は分子内に二重結合を二個もち，その間にメチレン基を挟んでいるのであるが，共役リノール酸（conjugated linoleic acid）の場合は二重結合が二個連続しておりその間にメチレン基は存在しない（-C=C-C=C-）。その種類は多く，シス-9, トランス-11-オクタデカジエン酸（cis-9,trans-11-octadecadienoic acid)，トランス-10, シス-12-オクタデカジエン酸（trans-10,cis-12-octadecadienoic acid）やトランス-9, トランス-11-オクタデカジエン酸（trans-9,trans-11-octadecadienoic acid）など多岐にわたる。なお，トランス型を含むものが多いこともその特徴であるが，すべて天然型であり，昨今危惧されている人工産物のトランス脂肪酸とは分けて考えられている。つまり，共役ジエン構造を有するリノール酸の異性体であって，反芻動物の第一胃内のバクテリアにより生成されるため乳製品中に多く含まれている。しかし，これら食品中に含まれている共役リノール酸含量は極めて低いことも特徴である。なお，共役リノール酸は必須脂肪酸ではない。また，市販されている共役リノール酸はリノール酸をアルカリ処理してお

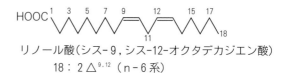

リノール酸（シス-9, シス-12-オクタデカジエン酸）
18：2 $\triangle^{9, 12}$（n-6系）

［共役リノール酸］

トランス-10, シス-12-オクタデカジエン酸

シス-9, トランス-11-オクタデカジエン酸

＊その他　トランス-9, トランス-11-オクタデカノイン酸などが存在

図 5-22　リノール酸と共役リノール酸

り，cis-9,trans-11体と trans-10,cis12体の等量混合物と考えられている。

（2）機　能　性

　共役リノール酸には，脂肪酸吸収抑制，脂肪組織からの脂肪酸の動員促進，および肝での脂肪酸酸化促進作用により体脂肪減少効果をもたらすとされている。trans-10,cis-12共役リノール酸は，アポ B100含有リポタンパク質の分泌を他の異性体に比して大幅に抑制することなどが知られている。また，ラットを用いた *in vivo* 実験において，trans-10,cis-12共役リノール酸異性体は内臓脂肪の蓄積を抑制することが示唆されているが，今後のさらなる研究結果を待つ必要はある。

文　　献

●参照文献
1)村田昌一：「植物油に含まれるジアシルグリセロールの栄養生理機能－動脈硬化にかかわる血清トリグリセロールが低下－」，化学と生物，**34**(4)，pp. 219-221 (1996)
2)渡邊浩幸ら：「ヒトの脂質代謝に及ぼすジアシルグリセリンの影響」日本油化学雑誌，**46**(3)，p. 309-314 (1997)
3)村田昌一：「植物油に含まれるジアシルグリセロールの栄養生理機能－動脈硬化にかかわる血清トリグリセロールが低下－」化学と生物，**34**(4)，pp. 219-221 (1996) Chong, L. and Marx, J.：「Lipids in the Limelight」*Science*, 294(30), pp. 1861 (2001)
●参考文献
・田宮信雄ほか 訳：『ヴォート・生化学(第3版)』，東京化学同人 (2005)
・島薗順雄ほか：『標準生化学』，医歯薬出版 (1999)
・五十嵐脩編著：『改訂・生化学』，光生館 (1997)
・日本化学会 編：化学総説『脂質の化学と生化学』，学会出版センター (1992)
・相原英孝ほか：『イラスト・生化学入門(第3版)』，東京教学社 (2005)
・木村修一・吉田昭 編：『食品栄養学』，文永堂出版 (1996)
・鈴木　健：『生化学』，医歯薬出版 (1993)
・今堀和友・山川民夫 監：『生化学事典・第3版』，東京化学同人 (1998)
・村松正美ほか 編：『分子細胞生物学事典』，東京化学同人 (1997)
・室田誠逸・山本尚三：『講座プロスタグランジン』東京化学同人 (1988)
・原　健次：『EPA・DHA の生化学と応用』幸書房 (1996)
・三浦義彰ほか：『食卓の生化学』医歯薬出版 (2002)
・加藤保子 編：『食品学総論』南江堂 (2002)
・藤巻正生：『機能性食品と健康』裳華房 (2001)
・栄養機能化学研究会 編：『栄養機能化学』朝倉書店 (1996)
・青木延雄：『血栓の話』中央公論新社 (2000)
・織田敏次 監：『治療薬マニュアル』医学書院 (2007)
・健康・栄養情報研究会：『日本人の食事摂取基準』第一出版 (2005)
・井上圭三・富田基郎 編：『病態生理・生化学Ⅰ，Ⅱ』共立出版 (1998)

- 八杉悦子・渡邊清博：「生理活性脂質データベースを利用する」，蛋白質 核酸 酵素，**47**(7)（2002）
- 齋藤慎一郎ら：「植物ステロール／スタノールの血中コレステロール低下効果」，日本栄養・食糧学会誌，**55**(3)，pp. 177-189（2002）
- Nguyen, T.T.：「The cholesterol-lowering action of plant stanol esters」*J. Nutr.* **129**，pp. 2109-2112（1999）
- 香川芳子　監修：『五訂増補食品成分表』，女子栄養大学出版部（2006）
- 花王　健康エコナ　ホームページ www.kao.co.jp
- D'alozo et al.：J. Am. Oil Chem. Soc. 59，p. 292（1982）
- Noguchi, O. ら：J Oleo Sci pp.51，699-703（2002）
- Nishi, T. ら：「Soybean β-conglycinin peptone suppresses food intake and gastric emptying by increasing plasma cholecystokinin levels in rats」J. Nutr.，133，pp.352-357（2003）
- Nagaoka, S. ら：「Improvements in Cholesterol Metabolism Induced by Soy Peptides with Bound Phospholipids」J. Nutr.，132，588S（2002）
- 伊藤園　ホームページ　http://www.itoen.co.jp
- 黒田行昭・原征彦：『お茶はなぜ体によいのか』裳華房（2000）
- 高井許子ら：「ブロッコリー・キャベツを配合した野菜・果物混合飲料による高コレステロール血症者の血清 LDL-コレステロール低下作用」，臨床病理，51，pp. 1073-1083（2003）
- Morikawa, K.ら：「A novel regulatory pathway for cholesterol degradation via lactostatin」Biochem Biophys Res Commun，352，pp. 697-702（2007）
- 柳田晃良・永尾晃治：「共役リノール酸の抗肥満・抗高脂血症作用とその機序」，肥満研究，9，pp. 194-196（2003）

第 **6** 章

酵素阻害，酵素活性化機能

1. レニン・アンジオテンシン系と血圧

1.1 血　　圧

　血圧とは，全身を循環する血液が血管に与える圧力のことである。具体的には，動脈の壁にかかる圧力を指し，上腕の動脈で測定された値を，その指標にしている。この値は，心臓から送り出される血液の量（心拍出量），ならびに太い動脈から細い静脈に血液が流れる際に生じる抵抗（血管抵抗）によって決まる。

　すなわち，低血圧であれば流れる血流が少なく，末端組織まで酸素や栄養素などの供給ができなくなる。一方，高血圧であれば血流が多過ぎ，血管や心臓に過度の負担がかかることとなる。

　血圧には収縮期血圧（最大血圧）と拡張期血圧（最小血圧）の2つがある。心臓が収縮すると，流れ込む血液で動脈は拡張し，その中の圧力も高くなる。この血圧を収縮期血圧という。また，心臓が拡張して全身から心臓に血液が戻ってくるときは，動脈内の血液が最も低くなる。この血圧を拡張期血圧という。細動脈の収縮などによって末梢血管の抵抗が大きくなると，同じ血流量を確保するには高い圧力が必要となり，拡張期血圧が上昇し収縮期血圧も上がると考えられている。

　血圧を上げる要因として，①心拍出量の増加，②末梢血管抵抗の増加，③循環血液

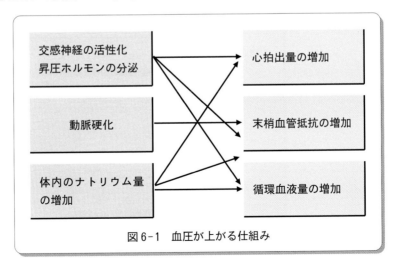

図 6-1　血圧が上がる仕組み

量の増加の3つがあげられる。これらを招くものとして，交感神経の活発化，昇圧ホルモンの分泌，体内のナトリウム量の増加が考えられる。動脈硬化も血管の抵抗性を高める。これらの関連を血圧が上がる仕組みとして図6-1に要約した。

1.2　高　血　圧

　わが国における血圧分類の基準値を図6-2に示した。一般に，薬剤による治療が必要な高血圧症と認定される血圧値は，Ⅱ度およびⅢ度高血圧（収縮期血圧160mmHg以上または拡張期血圧100mmHg以上）域であり，約800万人ほどが罹患しているとされている。それに対して，高値血圧（130〜139mmHgまたは80〜89mmHg）およびⅠ度高血圧（140〜159mmHgまたは90〜99mmHg）域を，いわゆる高血圧予備軍と呼んでおり，推定2,000万人ほどが罹患しているとされる。

　高血圧の成因は定かではなく，生活習慣（ストレス，肥満，運動不足，喫煙，アルコール摂取，食塩過剰摂取など）や，他の生活習慣病（糖尿病や脂質異常症など）との合併により発症するとされているが，その90%以上が原因不明の本態性高血圧症として分類されている。

　高血圧によって引き起こされる主な臓器障害として，脳出血，脳梗塞，腎不全，心不全，心筋梗塞，大動脈瘤などがある。これらの臓器機能を保護する上でも高血圧症の進展や予防が必要となる。上述のように90%以上が原因不明の本態性高血圧症として分類されているため，高血圧の治療，改善のため薬剤が服用されている。この降圧薬の作用を図6-3にまとめた。しかし，根治療ではなく対処法にとどまり，一生薬としての投薬が必要となる。したがって，いかにして高血圧を予防するかが重要であり，食習慣，運動を含む生活の改善が第一の治療法となる。

1.3　レニン・アンジオテンシン系

　レニン・アンジオテンシン系とは，最もよく知られている血圧の上昇にかかわる代

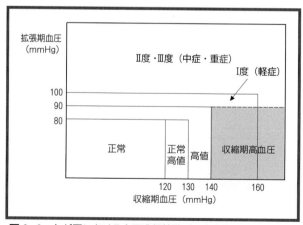

図6-2　わが国における血圧分類基準（日本高血圧学会，2019）

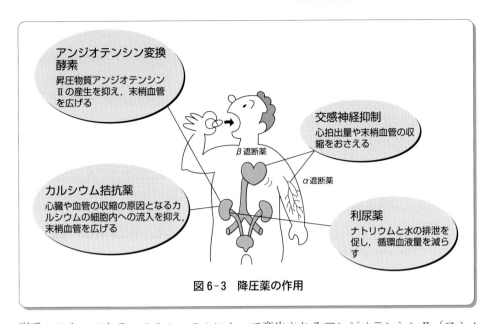

図6-3　降圧薬の作用

謝系のひとつである。このシステムによって産生されるアンジオテンシンⅡ（アミノ酸8個からなるペプチド）という物質には，血管を収縮させたり，体内にナトリウムや水分を保持するはたらきがあり，その作用によって血圧の上昇を招く。このレニン・アンジオテンシン系による昇圧（血圧上昇）機構を図6-4に示した。肝臓で生成され血中に分泌されるアンジオテンシノーゲン（分子量約10万の糖タンパク質）に，腎臓で生成分泌されているタンパク質分解酵素の一種であるレニンが作用して，アンジオテンシンⅠが生成する。生成したアンジオテンシンⅠは，主として肺循環中にさらに分解され，アンジオテンシンⅡが生成する。この分解反応にかかわる酵素をアンジオテンシンⅠ変換酵素（ACE）と呼んでいる。ACEの特徴は，①ジカルボキシペプチダーゼであること，②亜鉛を活性中心にもつ金属酵素であること，③2つの活性中心をもつこと，である。

　血圧の調節にかかわる系の関連を図6-5に示した。レニン・アンジオテンシン代謝系においてアンジオテンシンⅠから生成したアンジオテンシンⅡは，体内の各組織で多様な昇圧作用を示す。すなわち血管壁においてはレセプターを介して血管平滑筋を収縮させ，副腎に対してはアルドステロンの分泌を介して腎臓でのナトリウムの体内貯留を促す。腎臓でのナトリウム貯留が増大すると，レニンの生成が抑制される。この系はフィードバック的に抑制されている。他方，生体内での血圧調節系は複雑多岐にわたっている。例えば，プロスタグランジン合成系，カテコールアミン系の制御や促進に，レニン・アンジオテンシン系が関与している。すなわち，レニン・アンジオテンシン系は，全身系での血圧調節機構の中の一部分にすぎない。

1.4　キニン・カリクレイン系

　キニン・カリクレイン系とは，血圧の低下にかかわる代謝系のひとつである（図

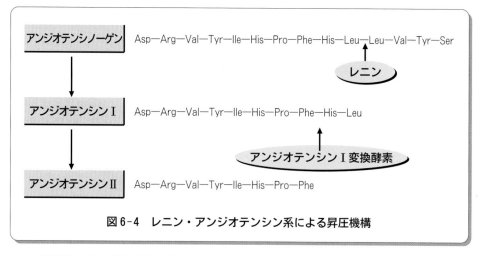

図6-4　レニン・アンジオテンシン系による昇圧機構

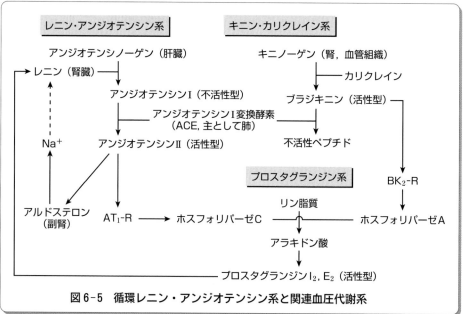

図6-5　循環レニン・アンジオテンシン系と関連血圧代謝系

6-5参照）。このシステムでは，キニノーゲンにカリクレインが作用してブラジキニンが生成する。このブラジキニンは血管を拡張させたり，ナトリウムや水分の体外への排泄を促進する作用があり，これが血圧を下げる。しかし，このブラジキニンは血中において速やかに加水分解を受ける。この分解にかかわる酵素がアンジオテンシンⅠ変換酵素である。

1.5　アンジオテンシンⅡ阻害成分

　血圧を速やかに低下させるにはレニン・アンジオテンシン系での昇圧物質であるアンジオテンシンⅡの生成を抑制することが望ましいと考えられる。特に，アンジオテンシンⅠ変換酵素の阻害は，アンジオテンシンⅡの生成を抑えるだけでなく，ブラジ

キニンの分解をも制御することができる。この観点から，血圧上昇抑制を目指した多くの食品が開発されている。

（1）ペプチド性阻害物質

　1982年の報告以来，アンジオテンシンⅠ変換酵素のはたらきを抑える，すなわち阻害作用を有するペプチドが，天然タンパク質から数多く調製・単離されている。（表6-1）。以下に，アンジオテンシンⅠ変換酵素阻害ペプチドが単離同定されている食品について記載する。ただし，従来からアンジオテンシンⅠ変換酵素阻害作用を有するとされる食品素材（たとえば，海藻類，えび，きのこ，魚醤など）については省略した。

1）魚　　類

　魚類タンパク質は脂質を含むことから，前処理として脱脂処理が望ましいが，そのまま加水分解処理しても低分子ペプチド化を図ることができる。これまでに，いわし，かつお（内臓，かつお節），まぐろ，さけ（頭部）などが酵素分解処理されている。なお，魚類の場合，脂肪酸酸化による特有の魚臭（主としてヘキサナール）を呈するため，分解物そのままを食品素材として用いるにはマスキングや再精製などの食品加工処理が必要である。

2）動・植物

　動物由来のアンジオテンシンⅠ変換酵素阻害ペプチドの調製例として，ゼラチンや血液中のアルブミンおよびグロブリン（牛や豚）処理が行われているが，いずれも老廃物の有効利用の観点から研究が進められている。また，ローヤルゼリータンパク質の消化物からも活性ペプチドが単離されている。植物については，いちじく樹液，とうもろこし，大豆，小麦はいが，そば（ルチンを除く）から多くの活性ペプチドが同定されている。植物試料の場合は，タンパク質を分解するにあたって糖質，食物繊維の影響を考慮する必要がある（場合によってはそれらの除去が必要）。

3）乳　製　品

　乳製品の場合，牛乳，チーズ，乳清タンパク質中に含まれる α および β-カゼイン，アルブミン，β-ラクトグロブリン等が対象タンパク質となる。これらのタンパク質は一次構造が明らかなことから，目的に見合ったペプチド配列を計画的に切り出す（調製する）ことが可能であり，優良タンパク質としての利用価値が高い。

4）発　酵　食　品

　ペプチドとはタンパク質が断片化したものであり，その調製法としては一般に食品用酵素剤を用いた加水分解法が用いられる。それに対して発酵食品の場合は，その製造過程ですでにタンパク質がペプチド化あるいはアミノ酸化しているために，新たな酵素分解処理を行う必要がない。このため，多くのアンジオテンシンⅠ変換酵素阻害ペプチドが顕在して存在することが明らかとなっている。しかし，発酵食品そのものを大量かつ日々摂取することは困難な場合があるため，活性ペプチドの精製など一工

表 6-1　主な天然タンパク質からのアンジオテンシン I 変換酵素（ACE）阻害ペプチドの調製

食品素材	調　製　法
いわし	酵素分解（ペプシン，トリプシン，アルカリプロテアーゼ）
まぐろ	酸抽出
かつお（内臓）	自己消化
かつお節	酵素分解（サーモリシン）
さけ頭部	酵素分解（ビオプラーゼ）
ゼラチン	酵素分解（コラゲナーゼ）
牛・豚血液 　（アルブミン，グロブリン）	酵素分解（トリプシン）
とうもろこし	酵素分解（サーモリシン）
だいず	酵素分解（ペプシン）
こむぎ（胚芽）	酵素分解（アルカリプロテアーゼ）
そ　ば	酵素分解（消化管プロテアーゼ）
乳タンパク質（β-ラクトグロブリン）	酵素分解（トリプシン等）
乳　清	酵素分解（アルカリプロテアーゼ）
チーズホエー	酵素分解（プロテアーゼ K）
発酵乳	未処理
ローヤルゼリー	酵素分解（消化管プロテアーゼ）
しょうゆ	未処理
み　そ	未処理
清酒（酒粕含む）	未処理及び酵素処理
いちじく（樹液）	未処理

夫が必要である。阻害ペプチドの存在が明らかとなった発酵食品としては，しょうゆ，みそ，清酒，発酵ミルクなどがある。

（2）非ペプチド性阻害物質

　非ペプチド性のアンジオテンシン I 変換酵素阻害物質に関する研究はさほど進展していないのが現状である。これは，酵素の基質特異性によるものであると推定されるが，いくつかの食品成分に阻害性があることがわかっている。フラボン類では，ルテオリンやジオスミンに，またフラボノール類ではケルセチンやミリスチンに阻害が認められる。ちなみに，そばに高含量含まれるルチンはケルセチンの配糖体である。また，フラボノイド配糖体であるヘスペリジンやエピガロカテキンガレートにおいてもある程度の阻害性が認められている。あしたばやモロヘイヤなどに存在するニコチアナミンについても認められている。

（3）その他の血圧低下食品成分

　アンジオテンシン I 変換酵素阻害物質ではないが，血圧を低下する食品成分をいくつかあげる。米酢やコーヒー豆（主としてフェルラ酸）に血圧低下作用がある。また海藻，野菜，果物に多く含まれるカリウムやマグネシウムなどのミネラルは，ナトリウムの放出作用をもつため，抗高血圧作用を示す食品成分である。カリウムやマグネ

シウムのようなミネラル類は体内にも容易に吸収されることが知られている。

1）燕龍茶フラボノイド（ハイペロサイド（Hyperosid）およびイソクエルシトリンとして）

燕龍茶^{やんろんちゃ}は中国北部・西部原産のキョウチクトウ科の多年草羅布麻^{らふま}（*A.venetum*）の乾燥葉を熱水にて抽出，濃縮して得られる。

降圧効果は，血管内皮におけるeNOS（内皮一酸化窒素合成酵素）の活性上昇によりNO合成量が高まり，NOを介した血管平滑筋弛緩作用による。

2）モノグルコシルヘスペリジン（Monoglucosyl hesperidin）

モノグルコシルヘスペリジンは，血管平滑筋の過剰な収縮の抑制と血管内膜，中膜の肥厚抑制によって高血圧を改善する。モノグルコシルヘスペリジンを摂取すると，消化管で加水分解後，ヘスペレチンとなり吸収される。血管内皮細胞由来のNO（血管拡張物質）の産生促進作用や自律神経を介した機構により，血管幅を拡張し末梢の血液量が増加する。また，その結果，皮膚表面温度を上昇させる。

3）クロロゲン酸類（Chlorogenic acid）

クロロゲン酸類は血管内皮依存性の血管拡張を改善し，さらに収縮期血圧を有意に低下させる。この降圧効果は血管内皮機能の改善と関連していると推察され，生体の酸化ストレスが低下し，NOの作用が改善したことにより血管内皮機能の改善，さらには血圧の低下作用が引き起こされると考えられている。すなわち，クロロゲン酸が吸収されてのち体内でフェルラ酸となる。フェルラ酸は血管弛緩因子のNOの産生を高めて，血圧を低下させる。

2．消化関連酵素阻害と糖尿病

2.1 糖尿病

糖尿病は，血液中に含まれているブドウ糖（血糖）値が異常に高くなり，その結果，神経や目，腎臓など，各種の組織や機能に障害を引き起こす病気である。日本糖尿病学会が策定した糖尿病診断基準値を図6-6に示した。

空腹時血糖値として 126mg/dL 以上，およびブドウ糖負荷2時間後の血糖値が 200mg/dL 以上で糖尿病として診断される。ブドウ糖負荷とは，空腹時に 75g のブドウ糖を水に溶かして服用し，その2時間後の血糖値を測定するものである。指導が必要となる血糖値として 110〜126mg/dL（ブドウ糖負荷2時間値 140〜200mg/dL）が設定されている。これが糖尿病予備軍である。

糖尿病は大きく2つのタイプに分類される。インスリン依存型（1型）糖尿病と，インスリン非依存型（2型）糖尿病である。インスリン依存型糖尿病は，インスリンを分泌している膵臓のランゲルハンス島β細胞が破壊され，インスリンの分泌量そのものが絶対的に不足するために起こる糖尿病である。インスリン依存型糖尿病の「依存」という意味は，インスリンが身体の中からほとんど枯渇しているため，体外からインスリンを注射で投与する必要がある病気状態を表す用語である。また，インスリ

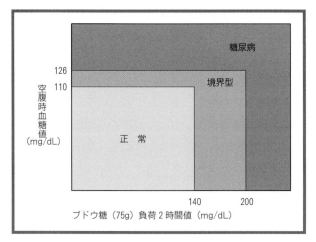

図 6-6　糖尿病診断基準値

ン非依存型糖尿病は，インスリンは分泌されるが，その量の不足や作用の低下によっ
て生じる糖尿病である。インスリンがはたらきかける筋肉，脂肪などの細胞の表面に
は，インスリンを受けるキャッチャー役の受容体がある。そこに膵臓から分泌された
インスリンが結合すると，細胞の中にその情報が伝達されて，ブドウ糖を円滑にとり
入れて利用する仕組みが作動する。ところが，肥満や過食，運動不足などの危険因子
があると，キャッチャー側の細胞での情報が円滑に伝達されなくなって，ブドウ糖を
とり入れる仕組みなどが作動しにくくなる。このようにインスリンが効きにくくなる
状態を「インスリン抵抗性」という。インスリン非依存型糖尿病の典型はこのインス
リン抵抗性である。糖尿病発症患者の 95％ が，このインスリン非依存型糖尿病であ
る。過血糖状態の持続が，インスリン分泌不全や種々の合併症を引き起こし，高血圧
や高脂血症（脂質異常症）をも併発する。

　通常，体にとり入れられた糖質は，消化管で消化・分解されてブドウ糖となり，腸
から吸収されて肝臓に送られる。その後，血液を介して全身に運ばれ，脳や筋肉がは
たらくための重要なエネルギー源となる。余分なブドウ糖は，肝臓でグリコーゲンに
変えられて貯蔵される。そして必要なときには，このグリコーゲンが再びブドウ糖と
なってエネルギー源として使われる。こうしたブドウ糖の利用や貯蔵に不可欠なはた
らきをしているホルモンが，インスリンである。

　ブドウ糖（グルコース）とり込みまでの過程と体内での消長について図 6-7 に示
した。適正な血糖値を達成するには，①糖質の分解と吸収を阻害・遅延し，過血糖を
改善すること，②インスリン感受性を増大し，肝臓からの糖の産生・放出を抑制する
こと，③インスリン分泌を促進させること，などが必要となる。臨床薬としては上記
項目を満たす薬剤が種々開発されている。糖尿病治療薬のはたらきを図 6-8 に示し
た。糖尿病予防を目指した現在までの食品の開発・研究例の大部分は，糖質の分解と
吸収を阻害・遅延し過血糖を改善する，①の項目の範疇にある。

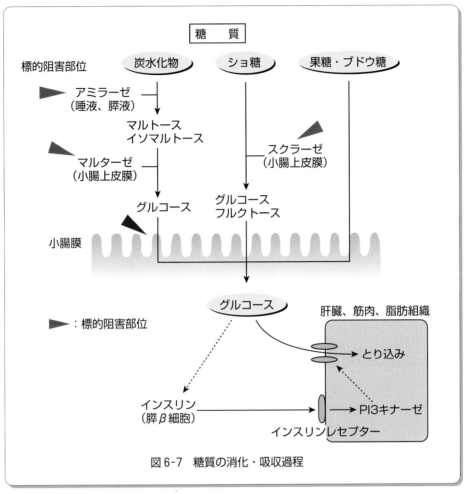

図6-7　糖質の消化・吸収過程

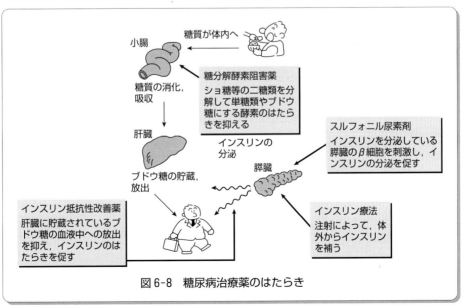

図6-8　糖尿病治療薬のはたらき

2.2　糖質関連酵素阻害

　ブドウ糖（グルコース）供給源となる食品成分は糖質である。したがって，食後の血糖上昇を抑制・遅延するには，消化管での糖質分解を阻害するか，あるいは生成したグルコースの腸管吸収そのものを阻害することが考えられる。

（1）アミラーゼ阻害物質

　デンプンをはじめとする炭水化物は，唾液および膵液に含まれるアミラーゼの作用によってマルトース単位まで消化された後，上皮膜細胞に存在するα-グルコシダーゼによってブドウ糖（グルコース）まで分解され，門脈を介して肝臓に蓄積される。したがって食事による過血糖を防ぐには，図6-7にみられるように，分解酵素系のアミラーゼ，α-グルコシダーゼなどの酵素活性を阻害することが最良と考えられる。

　アミラーゼ阻害作用を有する食品群としては，緑茶，ハイビスカス茶，グァバ，小麦，各種香辛料など，また食品成分としてはカテキン類（カテキン，エピカテキン，エピガロカテキンガレート，テアフラビンなど），ルテオリンやケンフェロールなどのフラボノイド類，小麦アルブミン，ハイビスカス酸，グァバポリフェノールが報告されている。

　なお，カテキン類については，グルコースの吸収を阻害する作用（腸管でのグルコースの能動輸送阻害）があることも報告されている。

（2）α-グルコシダーゼ阻害物質

　α-グルコシダーゼは非還元末端からα-D-グルコースを解離させるエキソ型のα-グルコシド結合加水分解酵素の総称であり，主として小腸上皮膜に局在する。マルターゼ，スクラーゼ，イソマルターゼ，ラクターゼなどがこの酵素であり，二糖類，三糖類を単糖に加水分解する。糖の分解を抑えるにはα-グルコシダーゼに対して阻害作用を示す必要がある。

　この作用を有する食品群としては，緑茶，各種香辛料，トウチ（豆鼓），グァバ，桑の葉コタラヒムブツ（サラシア属）の根皮など，また食品成分としてはカテキン類，トウチトリス，L-アラビノース，D-キシロースといった天然植物界に広く存在するペントース，グァバポリフェノールがある。中でも，グァバポリフェノールは，アミラーゼ，マルターゼ，スクラーゼを，L-アラビノースはスクラーゼを，トウチトリスおよび桑の葉の1-デオキシノジリマイシン，サラシアのサラシノールやコタラトルはα-グルコシダーゼの働きを阻害することが報告されている。またマルターゼに対して特異的な阻害作用を有する食品として紫かんしょが見出されている。

1-デオキシノジリマイシン

（3）そ の 他

標的酵素は明らかでないものの，消化関連酵素阻害作用を有する食品群として，杜仲茶，ねぎ，ひじき，いわしすり身の加水分解物，白かんしょが報告されている。

2.3　グリセミックインデックス

グリセミックインデックス（GI）とは，炭水化物摂取後の血中へのグルコースとり込み速度を食品別に数値化したものである。そのため，食生活からの血糖値調節法としてひとつの指標となっている。例えば，調理方法（茹でたり，すりつぶしたり）の違いや，食物繊維・タンパク質・脂質などの混在によって，各種食品からの炭水化物の遊離に違いが生じる。この結果，消化速度に遅延が起こるため，同じ種類の糖質であっても食品によってグルコースの吸収速度が変化する。グリセミックインデックスの式を示す。

GI＝ある食物による120分間までの血糖上昇度／ブドウ糖による120分間までの血糖上昇度×100

グリセミックインデックスが低い食品は加水分解と吸収がより遅く，グルコースの血中への放出が少ない。また，グリセミックインデックスが高い食品は，グルコースの血中への放出が多くなる。血糖上昇をできるだけ抑制するには，できる限りグリセミックインデックスの低い食品を選択することが望ましいことになる。白パン糖化指数を100とした場合の，グリセミックインデックスの値を表6-2に示した。

表6-2　グリセミックインデックス（白パン糖化指数を100とした場合：％）

パン（白パン）	100	ピーナッツ	15
パン（全粒）	68	だいず（乾燥）	20
マカロニ（5分ボイル）	64	だいず（缶）	22
スパゲッティ（15分ボイル）	67	りんご	52
めし（研いで5分沸騰）	58	バナナ	84
めし（研いで25分沸騰）	81	オレンジ	59
めし（茹でて5分沸騰）	54	オレンジジュース	71
めし（茹でて15分沸騰）	68	レーズン	93
コーンフレーク	121	果 糖	26
オールブラン	74	ブドウ糖	138
オートミール	78	はちみつ	126
マッシュポテト	98	砂 糖	83
さつまいも	70	アイスクリーム	69
グリンピース（缶）	50	牛 乳	44
グリンピース（冷凍）	65	スキムミルク	46
いんげんまめ（乾燥）	43	コーンチップ	99
いんげんまめ（缶）	74	ポテトチップス	77

出典）Maurice, E..S., *et al.*（1994）

2.4　リパーゼ阻害

食事からのエネルギー摂取が，日常動作や運動によるエネルギー消費を上回ると，余ったエネルギーは脂肪として体に蓄えられる。この脂肪が体につきすぎた状態が肥満である。肥満に伴って，高血圧症，脂質異常症，動脈硬化症へと発展しやすくなる

ため注意が必要とされ，脂肪の摂取をコントロールすることは生活習慣病の予防に重要であると考えられる。

　食事に含まれる油は分解され，小腸から吸収された後，再び中性脂肪（トリアシルグリセロール）として再合成され血液中に出てくる（図6-9）。中性脂肪は，筋肉などでエネルギーとして使われる大切な栄養素であるが，余った中性脂肪は脂肪細胞に蓄積される。そこで，血中の中性脂肪を上昇しにくくすることが必要となってくる。それには，脂肪吸収を阻害すること，つまり，図6-9にみられるように，中性脂肪を分解する酵素であるリパーゼの活性を制御し中性脂肪の分解を抑制すること，が第一歩と考えられる。

　この作用を有する成分としてグロビンタンパク分解物，茶カテキン（特にウーロン茶重合ポリフェノール）がある。

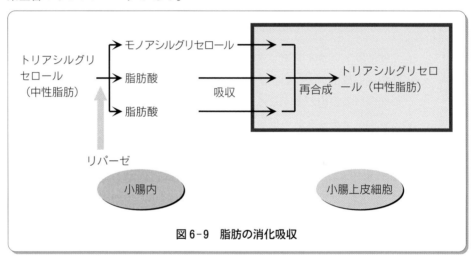

図6-9　脂肪の消化吸収

3．酵素阻害機能性食品

　生体内酵素の阻害に基づき生体調節機能を発現する生理的機能性を有する食品成分の中で，臨床的に明確な証明がなされた食品を特定保健用食品と呼んでいる（第1章参照）。以下，高血圧ならびに糖尿病予防効果をもつ特定保健用食品群について概略する。

3．1　血圧が高めの人のための食品

　血圧が高めの人に適した特定保健用食品の一部と，関与する成分を表6-3にまとめた。杜仲茶（ゲニポシド酸；副交感神経系刺激作用）を除き，他の7種の食品に関してはいずれもアンジオテンシンⅠ変換酵素阻害ペプチドを基本としている。カゼインのトリプシン分解物，かつお節のサーモライシン分解物，カルピス酸乳といわしすり身のアルカリプロテアーゼ分解物などがある。いずれの食品も軽症高血圧症者に対して緩やかな血圧低下作用を示す。また，投与終了後の急激なリバウンド現象や副作用が認められないなど，機能性食品として特徴的な降圧（昇圧抑制）特性が認められている。

表6-3　特定保健用食品—血圧が高めの人のための食品

起　源	関与成分	作　用	ア　ミ　ノ　酸　配　列
杜仲茶	ゲニポシド酸	副交感神経刺激	
乳カゼイン	ドデカペプチド	ACE 阻害	Phe-Phe-Val-Ala-Pro-Phe-Pro-Glu-Val-Phe-Gly-Lys
発酵乳	トリペプチド	ACE 阻害	Val-Pro-Pro , Ile-Pro-Pro
かつお節	ペンタペプチド	ACE 阻害	Leu-Lys-Pro-Asn-Met
いわし	ジペプチド	ACE 阻害	Val-Tyr
ごま	トリペプチド	ACE 阻害	Leu-Val-Tyr
のり	ペンタペプチド	ACE 阻害	Ala-Lys-Tyr-Ser-Tyr
わかめ	ジペプチド	ACE 阻害	Phe-Tyr , Val-Tyr , Ile-Tyr

注）ACE：アンギオテンシンⅠ変換酵素

3.2　血糖値が気になり始めた人に適した食品

　食品成分による血糖値改善効果について認可を受けているのは難消化デキストリン（グルコース吸収遅延作用），L-アラビノース及びポリフェノールを主体とする食品である（表6-4）。グァバ葉ポリフェノールは，グァバの葉を熱水抽出したものでタンニンを多く含むポリフェノール化合物であり，アミラーゼ，マルターゼ，スクラーゼを阻害して，糖質の吸収を遅らせて食後の血糖値の上昇を抑制している。小麦アルブミンは，小麦から水溶性タンパク質を抽出，精製したもので，生体内の唾液と膵液中のアミラーゼの働きを阻害することで，糖質の吸収を遅らせ食後の血糖値の上昇を抑制している。L-アラビノースは，単糖の一種で植物壁をつくる成分であり，砂糖をL-アラビノースと一緒に摂ると，消化酵素の中からスクラーゼの働きを阻害し，砂糖の分解・吸収を抑える。L-アラビノース自身も分解されず，残った砂糖とともに大腸までいき，食物繊維と同様な働きをして便秘の改善，コレステロール値の上昇を抑える。トウチ（豆鼓）エキスは，大豆の発酵物であるトウチから抽出した天然成分で，トウチエキス中に含まれているトウチトリスがα-グルコシターゼを阻害することにより，糖の吸収を遅らせ，血糖値上昇を抑える。いずれの食品についてもその作用発現には糖質分解前の消化酵素阻害が基本となるため，食事前までの摂取がより有効であると考えられる。

　サラシノール（salacinol），コタラノール（kotalanol）は，ニシキギ科サラシア属のつる性植物コタラヒムブツ（kothalahimbutu，学名：*Salacia reticulata*）などに含まれるスルホニウム化合物である。α-グルコシダーゼ阻害作用を有し，糖の消化吸収を阻害，遅延する。

　難消化性デキストリンは，ジャガイモやとうもろこしなどのでんぷんを焙焼した後，アミラーゼで加水分解し分解されなかった成分を取り出して生成した水溶性食物繊維で，砂糖やでんぷんと一緒に摂ると，胃の水分で膨らみ，胃から腸へ進むスピードを遅らせ，また，小腸では粘りのあるゲル状となって食物に拡散を妨げ，分解酵素が食物と接触しにくくなる。これらのことから糖質の消化吸収を遅らせ，食後の血糖値の

上昇を抑制する。

　現在のところ残念ながら，マルターゼ阻害を基本とする機能性食品は登場していない。本食品機能は糖質の未消化を前提としたものであることから，いわゆる消化不良に伴う腹痛や下痢，放屁といった胃腸障害を引き起こす可能性があるため，阻害対象酵素の選択や組み合わせ，活性の程度，安全性など詳細な検討が必要である。

3.3　肥満の人のための食品

　特定保健用食品に利用されている成分としてジアシルグリセロール，グロビンタンパク分解物，中鎖脂肪酸，茶カテキン，EPA と DHA があるが，グロビンタンパク分解物，茶カテキンが酵素阻害性機能性食品として利用されている。

　グロビンタンパク分解物は，赤血球に含まれるヘモグロビンの構成成分であるグロビンというタンパク質を酵素分解して得られた，オリゴペプチド（アミノ酸が2～9個つながったもの）の混合物である。グロビンタンパク分解物は，①膵リパーゼの働きを抑制し，中性脂肪の吸収を抑える，②インスリンの働きを活発にすることによって中性脂肪を代謝する酵素（リポタンパクリパーゼ，肝性トリグリセドリパーゼ）を活性化し，中性脂肪などを速やかに代謝する，③体内で脂肪をためている脂肪細胞をつくりにくくするという3つの働きをもつ。

　茶カテキンは，全般にリパーゼ活性の阻害が認められるが，その中でも烏龍茶カテキンは阻害活性が高い。烏龍茶製造過程の半発酵過程で生成する烏龍茶特有のポリフェノールである烏龍茶重合ポリフェノールは，脂肪の吸収を抑えることが検証されている。どちらも脂肪の多い食事の場合，食後1時間内に摂るのが効果的である。

　高分子紅茶ポリフェノール（テアフラビン（theaflavin）として）は生茶葉中のカテキン類が酸化重合した2量体であるテアフラビン類や，さらに複雑に酸化重合したテアルビジンからなる高分子のポリフェノールの集合体である。テアフラビン類は紅茶の赤色色素として知られる。これらは，膵リパーゼの活性を阻害することにより，腸管内での脂肪吸収を抑制する。

表6-4　特定保健用食品—血糖値が気になり始めた人のための食品

起　源	関与成分	作　用
グァバ葉	ポリフェノール	おもにアミラーゼ阻害作用
こむぎ	アルブミン	アミラーゼ阻害作用
トウチ	エキス	α-グルコシダーゼ阻害作用
甘味料	L-アラビノース	スクラーゼ阻害作用
—	難消化性デキストリン	おもにアミラーゼ阻害作用

4．酵素活性化

4.1　PhaseⅡ解毒酵素誘導機能

　薬物や発がん物質など異物が体内に摂取されると，肝臓などの細胞内にある酵素の働きによって解毒されて体外に排泄される。図6-10に示すように，解毒酵素には大き

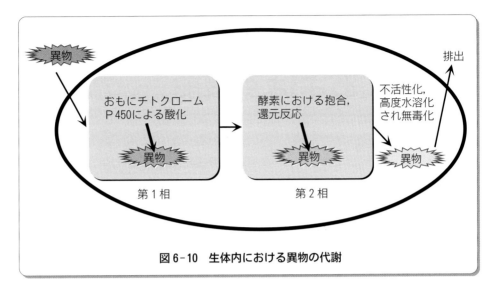

図6-10　生体内における異物の代謝

くPhase I （第1相）酵素群とPhase II （第2相）酵素群に分類されている。第1相酵素は物質を酸化したり，加水分解したりして物質を変換し，第2相酵素は抱合反応などによって解毒する作用を持っている。第1相酵素はおもにチトクローム P450，第2相酵素には，グルタチオン S-トランスフェラーゼ（GTS）などの抱合酵素やキノンオキシドレダクターゼ（NAD(P)H）などの酵素が知られている。

4．2　アブラナ科植物由来イソチオシアネート

　アブラナ科野菜として食用されているものに，キャベツ，カリフラワー，ブロッコリー，ワサビ，ケール，カリフラワー，芽キャベツ，ダイコン，ハクサイ，カブ，コマツナ，チンゲンサイなどがある。イソチオシアネートは組織を磨砕した時に生じる辛味，香味成分である。

　アブラナ科食用植物中のイソチオシアネート類は，解毒酵素の働きや抗酸化力を高める効果あることが知られており，がん予防効果があることが報告されている。その最も大きな理由は，イソチオシアネート類に第2相の解毒酵素であるグルタチオン S-トランスフェラーゼやキノンオキシドレダクターゼを誘導する作用が認められていることに起因する。特に，ブロッコリーに含まれるスルフォラファンは誘導する効果が強く，ブロッコリーの新芽であるスプラウトは10〜100倍のスルフォラファンを含んでいることから高機能野菜として注目されている。

文　　献

●参考文献
　・Maurice, E.S., *et al*.：Modern Nutrition in Health and Disease 8th Ed.（1994）

第 7 章

免疫系におよぼす機能

　免疫は私たちをとり巻いているウイルス，バクテリア，カビ，原虫，寄生虫などの微生物のみならず，私たちの身体内に発生したがんやウイルス感染細胞などの攻撃から私たちを防御している。一方，今日，アレルギー症状に悩む患者は増える傾向にあるが，このアレルギーも免疫のもうひとつの側面を示したものである。食品には，免疫機能を増強する因子ならびに抑制する因子が存在することが，次第に明らかにされている。本章では，免疫におよぼす機能成分について述べる。

1. 免 疫 と は

　病原性微生物が侵入したとき，私たちの身体の体表は効果的に防御する。しかし，多くの微生物は鼻咽頭，消化管などの粘膜上皮を通して生体内に侵入する。このようにして侵入した微生物が最初に出会うのが，主として白血球である。図7-1に示したように，白血球のうち，食細胞として単球，マクロファージならびに好中球などの多形核白血球がある。これらの食細胞は微生物と結合した後，それらを細胞内にとり込んで分解する。食細胞による非特異的な認識による捕食活動は多種多様な微生物に対応できるので，自然免疫反応と呼ばれる（図7-2）。

（1）リンパ球による防御

　白血球のうち，リンパ球は，微生物が細胞内に寄生しているとき，または細胞外の組織や血液にいるとき，それらを特異的に認識して排除する適応（獲得）免疫反応を示す。リンパ球は大きく2つのグループに分類される。Tリンパ球（T細胞）とBリンパ球（B細胞）と呼ばれる細胞である。

　B細胞は外来異物と特異的に結合する抗体を産生し，病原体などの表面にある抗原と結合して非自己として目印をつける役割を果たす（体液性免疫）。この抗原—抗体複合物はやがて食細胞などにより処理される。抗体は免疫グロブリン（Ig；immuno globulin）A，IgM，IgG（IgG_1，IgG_2，IgG_3，IgG_4），IgD，IgEの5種類存在している。

　T細胞は多くの複雑な機能を示す。抗原が侵入して上述のマクロファージや樹状細胞などにより処理され，主要組織適合抗原複合体（MHC；major histocompatibility complex）クラスⅡとともに抗原由来のペプチド断片が，細胞表面に特異的にCD_4を発現しているT細胞（ヘルパーT細胞）に提示される。このように抗原の情報を提

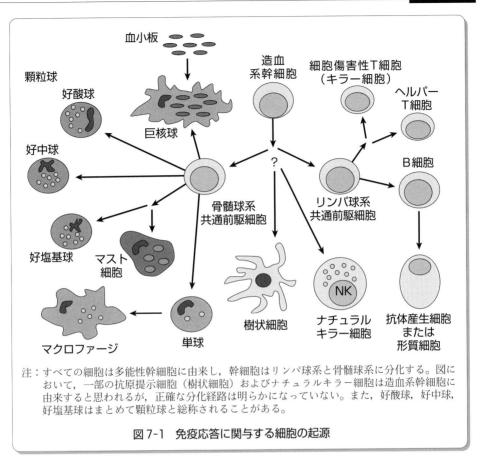

注：すべての細胞は多能性幹細胞に由来し，幹細胞はリンパ球系と骨髄球系に分化する。図において，一部の抗原提示細胞（樹状細胞）およびナチュラルキラー細胞は造血系幹細胞に由来すると思われるが，正確な分化経路は明らかになっていない。また，好酸球，好中球，好塩基球はまとめて顆粒球と総称されることがある。

図 7-1　免疫応答に関与する細胞の起源

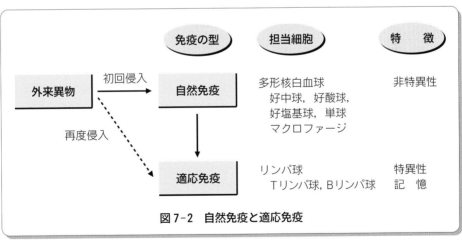

図 7-2　自然免疫と適応免疫

示する細胞は抗原提示細胞と呼ばれる。提示された T 細胞はこの抗原を非自己と判断し，種々のサイトカインを分泌する。このようなサイトカインは B 細胞にはたらき，抗体産生細胞に分化させ，あるいは細胞表面に CD$_8$ を特異的に発現している細胞傷害性 T 細胞を活性化する。

　マウスにおける研究から，ヒトでもヘルパー T 細胞は TH$_1$ 細胞と TH$_2$ 細胞の 2 種

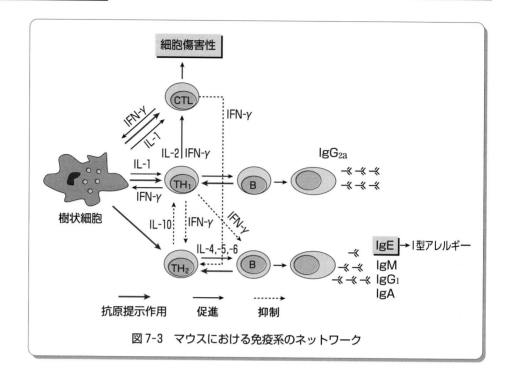

図 7-3　マウスにおける免疫系のネットワーク

類からなることが明らかにされている。これらの免疫担当細胞間は，相互に連携している（図 7-3）。生体内にとり込まれた抗原は抗原提示細胞により処理され，ヘルパー細胞のうちの TH_2 細胞に提示されたとき，インターロイキン（IL ; interleukin）-4，IL-5，IL-6 などの サイトカインを分泌し，B 細胞の増殖や IgG_1，IgA，IgM，IgE などの抗体の産生を刺激し，細胞外微生物に対する防御反応である体液性免疫を活性化する。一方，TH_1 細胞に提示されたときは，IL-2，インターフェロン（IFN ; interferon）-γ を分泌し，IgG_2 の抗体の産生以外に，細胞傷害性 T 細胞を活性化し，細胞性免疫を促進する。このようにして，キラー活性や局所炎症反応に関連した機能を示し，ウイルスやある種の細菌，寄生虫などの細胞内病原体，あるいは，がんなどの異常細胞などを除去するようにはたらく。また，TH_1 細胞より分泌される IFN-γ は TH_2 細胞のはたらきを抑制する。逆に TH_2 細胞から産生する IL-4 は TH_1 細胞および細胞傷害性 T 細胞のはたらきを抑制する。

（2）補体系による防御

　外部から病原体などが体内に侵入したとき，補体系によっても，防御システムがはたらく。補体系は血液凝固に関するカスケード反応に類似した複雑な反応系から成り立つ。

　この系には 3 つの機能がある。①オプソニン化（貪食亢進作用），②白血球の活性化，③細胞溶解，である。抗原—抗体複合物が補体系にはたらき，C3 に由来する活性化成分 C3b などが細菌などに沈着してオプソニン化する。オプソニン化した細菌

などは貪食細胞の表面にある C3b に対する特異的なレセプターと結合して貪食される（古典的経路）。また，直接，細菌などから補体系が活性化される，いわゆる第二経路もある。この場合は，特異的な抗体による古典的経路と異なって，非特異的な反応である。古典的経路および第二経路により生じる補体系成分のフラグメント C3a と C5a は，マクロファージや多形核白血球上にある特異的レセプターと反応し，細胞を走化させ，活性化する。さらに，補体成分が細胞膜の脂質二重層に陥入する膜侵襲複合体を形成し，細胞内のイオンバランスを崩して細胞が溶解する。このように，補体系は外来異物の除去に貢献するが，補体系のはたらきは免疫担当細胞による防御機能を補助するものである。

　以上のような仕組みで，私たちの身体は外部からの侵入物に対して守られている。

2．免疫機能を活性化する食品成分

　野菜や果実などの植物性食品を多く摂取すると，がんなどの生活習慣病の罹病率や死亡率が低いことが，疫学調査により明らかにされている。これは，ビタミン，発がん抑制物質，抗酸化物質などのはたらき以外の成分が，生体防御機能の亢進，とりわけ，免疫機能の活性化を示すことによるところが大きいと考えられる。すなわち，免疫にかかわる系，マクロファージ，好中球などの貪食細胞は異物が存在する場所へ遊走して集積する性質を有しているが，免疫増強にかかわる成分はこれら貪食細胞を活性化させ，自然免疫系を亢進することによるものである。果実や野菜の液汁は，好中球の遊走性・集積性を活性化する効果を有する。果実汁ではりんご，キウイフルーツなどのものが，同様な効果を示し，野菜の液汁では，ほうれんそう，しそ，たまねぎの液汁の効果が大きい。

　きのこ類における生理機能成分については，古くより知られている。とりわけ，抗がん作用についてはよく研究され，医薬品として認可されている。肺がん，消化器がん，乳がんの治療薬としてサルノコシカケ科カワラタケの培養菌糸体由来のクレスチン，胃がんの治療薬としてシイタケの子実体由来のレンチナン，子宮がんに効果のあるシメジ科スエヒロタケ由来のシゾフィラン（ソニフィラン）などが開発されている。これらの製品の主要な成分は β-D-グルカン（図 7-4）であるが，この成分は他の多くのきのこ類の中の霊芝，マイタケ，チョレイ，フクロタケ，ヒメマツタケ，チャーガなどに共通する有効成分である。最近，特に注目を集めている機能性キノコとしてブラジル原産のきのこ類であるヒメマツタケ（*Agaricus blazei Murill*）由来の菌糸体多糖類がある。この機能性成分も β-D-グルカンである。ヘミセルロース類の機能性も注目を集め，AHCC (active hemi-cellulose compound) として，商品化されている。

　さらに，最近，米ぬかより得られるヘミセルロースに，シイタケ菌より得られた炭水化物分解複合酵素を作用させ，アラビノース，キシロース以外の糖成分を分解させて腸管吸収可能な低分子化された米ぬかアラビノキシランは免疫賦活以外に免疫調節機能を有することが報告されている。これらのきのこ類における機能性成分のはたら

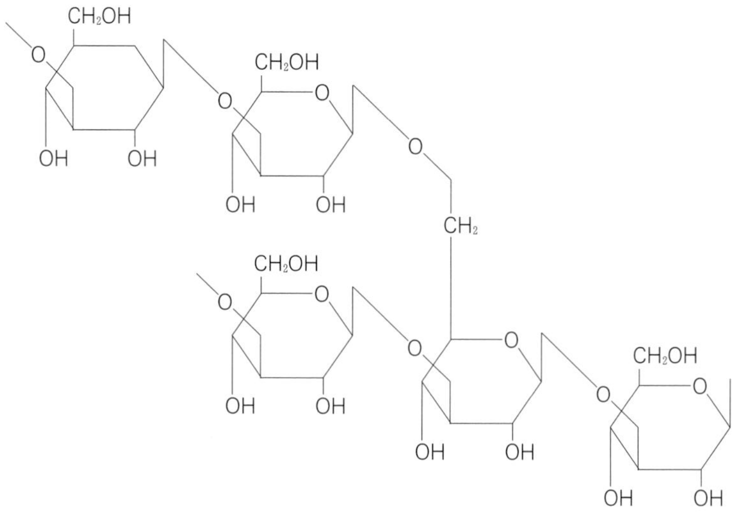

図 7-4　β-グルカンの化学構造

　きは，直接がん細胞にはたらくのではなく，マクロファージなどの貪食細胞を活性化
し，キラー細胞さらにはナチュラルキラー細胞を活性化させ，がん細胞の増殖を抑制
するという，いわゆる免疫賦活剤としてはたらくものと考えられている。

　大豆グリシニンから得られるペプチド HCQRPR と QRR，大豆コングリシニンよ
りのペプチド MITLAIPVNKPGR（soymetide），ウシ κ-カゼイン由来のペプチド
YIPIQYVLSR（casoxin C），ヒト血清アルブミン由来のペプチド AFKAWAVAR
（albutensin A），米タンパク質から得られたペプチド GYPMYPLPR（oryzatensin），
ヒト β-カゼイン由来のペプチド VEPIPY，ウシ β-カゼイン由来のペプチド LLY，
ヒトカゼイン由来のペプチドGLF などは免疫増強機能を有する[1]。特に，後者の 3 つ
を除くペプチドには，好中球，マクロファージの貪食機能亢進による抗体産生増強お
よび腫瘍壊死因子（TNF；tumor necrosis factor）分泌促進機能が認められる。

3．食物アレルギー

3．1　食物アレルギーの発症機構

　食物を摂取したとき異常反応を示す場合がある。ひとつはフグ毒やキノコ毒などの
ように，誰でも食べたものは中毒を示す場合や，乳糖不耐症のように遺伝疾患による
場合がある。もうひとつは食物アレルギーのように免疫現象によるものである。食物
アレルギーは食品に含まれる成分により上述の，免疫の仕組みで発症する疾患である。
そのアレルギーの原因となる物質はアレルゲンと呼ばれるが，アレルゲンは外来異物
である。

表7-1 アレルギー反応

型	名称	抗体または細胞	補体関与	反応の場所	症状	皮内反応出現時間
I	即時型	IgE, IgG$_4$	無	肥満細胞好塩基球	アトピー性疾患（ぜんそく，皮膚炎，じんましんなど）	即時型 15～20分
II	細胞障害型	IgG, IgM	有	細胞表面	自己免疫性溶血性貧血，血液型不適合輸血など	（即時型）皮内反応なし
III	免疫複合体型	IgG, IgM	有	血管壁	血清症，Arthus反応，ループス腎炎など	3～8時間
IV	遅延型	T細胞	無	血液内	ツベルクリン反応，接触性皮膚炎など	遅延型 24～48時間

（1）アレルギーの4タイプ

アレルギーはCoomsとGellらによると，4つのパターンに分類される（表7-1）。

I型はIgE抗体が関与するタイプで，アレルゲンを摂取したとき15分ほどの短時間でアレルギー症状を呈するため，即時型過敏症と呼ばれる。

II型は細胞表面抗原や組織抗原に対する抗体が，補体成分や各種エフェクター細胞を活性化し，標的細胞を傷害する反応である。不適合輸血や，患者が自己の赤血球や血小板で感作された自己免疫性溶血性貧血と，自己免疫性血小板減少症がこのタイプに属する。

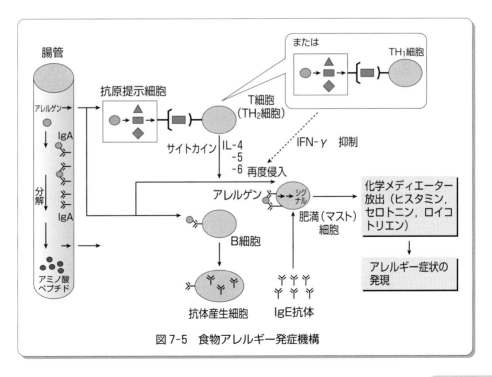

図7-5 食物アレルギー発症機構

　Ⅲ型は細菌性心内膜炎や原虫疾患などの持続的な感染症において，慢性的な免疫複合体が形成され，組織に沈着し，組織障害が起こる場合である。また，自己抗原に対する自己抗体との免疫複合体が形成される自己免疫疾患において起こる組織障害もこのタイプである。

　Ⅰ型からⅢ型まではいずれも抗体が関与するアレルギーであるが，Ⅳ型は液性免疫でなく，アレルゲンと接触後 12 時間以上経過して症状が現れるため，遅延型過敏症と呼ばれる。このタイプには接触性過敏反応，ツベルクリン過敏反応，肉芽腫形成性過敏症の 3 種類のタイプが知られている。前 2 種類は，アレルゲンに接触後 72 時間以内に症状が現れるのに対して，肉芽腫形成性過敏症は 3 ～ 4 週間後に発現する。

　食物アレルギーは多くの場合，Ⅰ型による即時型過敏症であり，その発症機構は図7-5 に示すような仕組みで進行するものと考えられている。

（2）アレルゲンのとり込み

　アレルゲンは多くの場合タンパク質であるが，タンパク質は摂食されると，そのほとんどすべてが消化酵素により分解され，小さなペプチドやアミノ酸になる。このように低分子化されたものはアレルギー反応を起こさない。一方，分解されていないか，または分解されても依然として大きな分子の状態で残存するポリペプチドは，アレルギーを起こす可能性がある。しかし，これらペプチドの大部分については腸管粘膜に分布している分泌型 IgA によってその侵入が阻止される。

　このように，腸管からアレルゲンの侵入は極めて巧妙に制御されているが，それでも，極めて少量であるが，ある程度タンパク質は腸管を通過することが明らかになっている。ボツリヌス菌の毒素の動物への経口投与実験や，塩化リゾチームのヒトへの経口投与実験から，100g のタンパク質あたり 1 mg 程度，すなわち 10 万分の 1 程度とり込まれることが明らかにされている[2]。

　腸管からの吸収には，①吸収上皮細胞の変性にともなって間隙からタンパク質が体内にとり込まれるか，②絨毛の突起先端における吸収上皮細胞の管腔内への押し出し剥離にともなって，そこから体内に吸収されるか，あるいは，③パイエル板を被う上皮細胞である M 細胞が積極的にとり込み，これが抗原刺激となってパイエル板リンパ濾胞の免疫担当細胞を刺激する場合が考えられる。③の積極的なとり込みは，上述の分泌型 IgA の産生に関係し，腸管免疫に重要な役割を果たしている。特に，新生児や未熟児などにおいてはこの腸管における免疫が確立していないので，アレルゲンは腸管を通過しやすいものと思われる。

（3）アレルギー発症の機序

　腸管を通過して体内に侵入したアレルゲンはマクロファージや樹状細胞（抗原提示細胞）などにとり込まれ，分解されたペプチド断片の一部（T 細胞エピトープ）がMHC クラスⅡの場合は，それとともにヘルパー T 細胞に提示される。アレルギーの

場合は提示される T 細胞は TH_2 細胞であるとされているが，TH_2 細胞は IL-4，IL-5，IL-6，IL-10 などのサイトカインを分泌し，B 細胞を刺激する。B 細胞は再度アレルゲンの侵入を受けると，アレルゲンにおける特定の部位（B 細胞エピトープ）とその部位に特異的なレセプターと結合し，TH_2 由来のサイトカインによる刺激のもとに IgE 抗体を産生する形質細胞に分化して，抗体を分泌するようになる。

分泌された IgE 抗体は皮下や粘膜上に分布している肥満（マスト）細胞や，血液における好塩基球などの膜表面に発現している IgE 抗体レセプターと結合し，細胞における顆粒内に蓄積されている化学メディエーターであるヒスタミン，セロトニンやロイコトリエンなどを放出し，これらメディエーターが標的組織にはたらいてアレルギー症状を呈するようになる。抗原提示される細胞が TH_1 細胞であれば，IL-2 や IFN-γ を分泌し，IgG_2a の産生促進や細胞性免疫を活性化する。同時に TH_2 細胞にもはたらき，その機能を抑制するとともに B 細胞にもはたらいて，IgE 抗体の産生を抑制する。

3.2　わが国における食物アレルギー患者の現状
（1）アレルギー食品とその表示

1998（平成10）年 12 月に厚生省は，全国医療機関を訪れたアレルギー患者の原因となるアレルギー食品について調査した[3]。その結果を表 7-2 にまとめた。それによると，患者にとって原因となる食品の頻度は，卵，牛乳，小麦，そば，えび，ピーナッツの順位であった。それ以前，わが国におけるアレルギー食品は，卵，牛乳，大豆であると考えられていたが，この調査では，大豆の順位は 9 番目に位置していた。食物アレルギー患者が安心して食生活を営めるようにするためには，アレルゲンフリーの食品が開発されていない現状では，基本的には除去食に頼らざるをえない。そのた

表 7-2　アレルギー患者の原因となる食品

食品	（%）
卵	28.2
牛　乳	19.4
小　麦	10.9
そ　ば	4.2
え　び	3.2
ピーナッツ	2.4
ヨーグルト	1.7
チ　ー　ズ	1.5
大　豆	1.4
牛　肉	1.3
鶏　肉	1.2
キ　ウ　イ	1.1
い　か	1.0
豚　肉	1.0
そ　の　他	21.4

出典）飯倉洋治編：平成10年度報告書，厚生省食物アレルギー対策検討委員会（1998）

めには，市販されている食品にアレルギーの原因となる食品素材が含まれていないという情報が極めて重要になる。

　このような事情から，厚生労働省は2023（令和 5 ）年より，えび，かに，くるみ，小麦，そば，卵，乳，落花生（ピーナッツ）の 8 品目を含む食品については，これらを含む旨を表示することを義務付けている。またアーモンド，あわび，いか，いくら，オレンジ，カシューナッツ，キウイフルーツ，牛肉，ごま，さけ，さば，大豆，鶏肉，バナナ，豚肉，まつたけ，もも，やまいも，りんご，ゼラチンの20品目については表示することを奨励している。

（ 2 ）アレルゲンに対する感受性の違い

　ところで，このようなアレルギーの原因食品につき，調査結果によって興味深い点が明らかになった。発症時の年齢については，乳幼児を含めて低年齢層に食物アレルギー患者が多い。また，食品別では，卵や牛乳に感受性を示す患者については，従来から指摘されているように乳幼児が圧倒的に多く，年齢とともに大きく減少した。小麦においても同様な傾向を示したが，成人層にも比較的多くの患者が存在した。しかしながら，そば，えびに対しては低年齢層から高年齢層間での広範囲の年齢層に患者が認められる。

　アレルギーの原因となるアレルゲンとしては，食物だけでなく，ダニや花粉などに感受性を示す患者が増えている。しかしながら，乳幼児が最初に感作されるものは，ダニなどではなく，出生後出会う卵や牛乳，あるいは母親が摂取した食物が胎盤を経て感作されるものである。すなわち，最初に原因となるアレルゲンは食物アレルゲンである。これが引き金となって，症状の悪化にともなってダニなどに感作され，ますます悪化する。治癒するケースも多く認められるが，成人型喘息，鼻炎へと移行し，いわゆるアレルギーマーチを招く。このような理由から，乳幼児の時期にアレルギー症状をできるだけ起こさないように，除去食などで十分栄養管理する必要性があるものと考えられている。

3.3　食品におけるアレルゲン
（ 1 ）同定されたアレルゲン

　表 7 - 3 は，International Union of Immunological Societies （IUIS） の Allergen Nomenclature Sub-Committee （2007 年）に登録されているアレルゲンを中心にして，食品におけるアレルゲンをまとめたものである。代表的なアレルギー食品である卵では，オボムコイド，オボアルブミン，リゾチームなどが主なアレルゲンである。また，牛乳では，α-ラクトアルブミン，β-ラクトグロブリン，カゼインが主なアレルゲンである。魚介類については，えび，いかではアレルゲンとしてそれぞれトロポミオシンの一種である Pen i 1 および Tod p 1 のみが知られている。たら，さけではそれぞれ Ca^{2+} イオン結合タンパク質であるパーブアルブミンに属する Gad

表7-3　代表的なアレルギー食品およびアレルゲンの一覧表

食　品	アレルゲン[系統名（原名）]	Mr（KDa）	食　品	アレルゲン[系統名（原名）]	Mr（KDa）
え　　び	Pen i 1	34-36	ブラジルナッツ	Ber e 1（2S alubumin）	9
あわび	Hal m 1	49	クルミ	Jug r 1（2S alubumin）	
い　　か	Tod p 1（tropomyosin）	38		Jug r 1（vicilin）	44
卵	Gal d 1（ovomucoid）	28	イエローマスタード	Sin a 1	14
	Gal d 2（ovalbumin）	44	オリエンタルマスタード	Bra j 1（2S alubumin）	14
	Gal d 3（conalbumin）	78	も　　も	Pru p 3	10
	Gal d 4（lysozyme）	14	りんご	Mal d 1	18
牛　　乳	Bos d 4（α-lactoalbumin）	14.2	アボカド	Pers a 1（endochitinase）	32
	Bos d 5（β-lactoglobulin）	18.3	アプリコット	Prua r 3（lipid-transfer protein）	9
	Bos d 6（serum albumin）	67	さくらんぼ	Pru a 1	2
	Bos d 7（immunoglobulin）	160	キウイフルーツ	Act c 1（cysteine protease）	30
	Bos d 8（caseins）	20-30	セロリ	Api g 1	16.2
た　　ら	Gad c 1	12		Api g 2	
さ　　け	Sal s 1（parvalbumin）	12	米	Ory s 1	18
ピーナッツ	Ara h 1		こむぎ	Tri a Bd 14K	14
	Ara h 2			Tri a Bd 17K（α-amylase inhibitor）	15
だ　い　ず	Gly m 1	7		Tri a Bd 19K	65
	Gly m 2	8		Tri a Bd 26K	88
	Gly m 3	14			
	Gly m Bd 28K	28	おおむぎ	Hor v 1（α-amylase inhibitor）	15
	Gly m Bd 30K（oil-body-associated protein）	30			

出典）IUIS（2007）および辻ら（2002）

　　c 1 および Sal s 1 のみが明らかにされている。このように，動物性食品におけるアレルゲンは，卵および牛乳を除けば比較的単純な様相をしている。

　　一方，植物性食品においては，表7-3に示したように，多くのアレルゲンが明らかにされており，現在も次々に新規なアレルゲンが報告されている。大豆においては，表では Gly m Bd 30K など5種類しか記載されていないが，著者らの研究によるとほかに12種類のアレルゲンの存在を認めている[4]。また，小麦においても，アレルゲンとしてはα-アミラーゼインヒビターなど4種類のみを示しているが，小麦にはこのほか少なくとも12種類のアレルゲンが存在する。また，近年，果物や野菜を摂取したとき，口唇とその周囲ならびに口腔粘膜の掻痒，灼熱感を生じる，いわゆる口腔アレルギー症候群の報告が多くみられる。これら，果物などにおけるアレルゲンは同時にシラカンバ花粉の主要アレルゲン Bet v 1 および Bet v 2（プロフィリン）と交差性を示す。北ヨーロッパでは，シラカンバ花粉に感受性を示す患者のうち70%以上の患者が，同時に果物や野菜に感受性を示す患者が多い。この現象は花粉―口腔アレルギー症候群と呼ばれる。わが国では，北ヨーロッパほどではないが，北海道でも同じ現象が報告されている。このように，植物性食品におけるアレルゲンは複雑な様相を示している。

表7-4　ラテックスアレルゲン

系統名	慣用名	生理的役割
Hev b 1	rubber elongation factor	ゴムラテックスの生合成
Hev b 2	β1, 3-glucanase	生体制御タンパク質
Hev b 3	small rubber particle protein	ゴムラテックスの生合成
Hev b 4	microhelix component	生体防御タンパク質（？）
Hev b 5	acidic latex protein	－
Hev b 6.01	prohevein	生体防御タンパク質
6.02	hevein	（ラテックス凝固）
6.03	prohevein C-ferminal region	
Hev b 7.02	patatin-like protein	生体防御タンパク質
Hev b 8	profilin	構造タンパク質
Hev b 9	enolase	糖分解酵素
Hev b 10	Mn-superoxide dismutase	ラジカル消去
Hev b 11	class 1 endochitinase	生体防御タンパク質
Hev b 12	lipid-transfer protein	生体防御タンパク質
Hev b 13	latex esterase	生体防御タンパク質

出典）WHO-IUIS（2007）

（2）植物性食品アレルゲンの多様性と共通抗原性

　最近，天然ゴム（ラテックス）に由来するアレルゲンの研究を契機として，以下に述べるような共通抗原性という概念に基づいて，植物におけるこの複雑なアレルゲンについて分類される傾向になっている。

　1980年代末頃から，ラテックス由来のゴム手袋や医療器具類に接触する医療従事関係者の間でアレルギー症状がみられるという報告が数多くなされるようになり，ラテックスに存在する微量のタンパク質性アレルゲンの研究が進展した。表7-4に示したように，13種類のアレルゲンが同定された。これらのアレルゲンは興味深いことに，生体防御タンパク質と関連性があることが判ってきた。植物はカビ，病原菌ならびにウイルスなどの微生物，農薬などの化学物質，紫外線，悪化した環境におけるストレスなどの攻撃を受けると，植物はそれを防ぐ作用をもったタンパク質を産生する。このタンパク質が生体防御タンパク質である。生体防御タンパク質のうち，農作物において病原菌などにより産生されるタンパク質，いわゆる感染特異的（PR；pathogenesis-related）タンパク質については，よく研究されており，酵素化学的性質，アミノ酸配列，免疫学的性質などからこれらのPRタンパク質は14種類のグループに分類されている。Breitenederらはこれら14種類のPRタンパク質のうち，6種類がアレルゲンに関係すると提唱している（表7-5）[5]。

　PR-2型にはβ-1,3-グルカナーゼのグループが属する。この酵素は抗カビ活性を有している。果物および野菜類におけるアレルゲンがこのグループに入る。

　PR-3型にはクラスⅠ型のキチナーゼのグループが入るが，この酵素は昆虫やカビ

表7-5　植物性食品におけるPR型タンパク質に類似したアレルゲンの一覧

PR型	慣用タンパク質	食品/アレルゲン
PR-2型	β-1,3-glucanases	果実・野菜類
PR-3型	basic class I chitinases	アボカド/Pers a 1
PR-4型	potato Win-like chitinases	かぶ, にわとこ
PR-5型	thaumatin-like proteins	さくらんぼ/Pru av 2, りんご/Mal d 2, こしょう/P23
PR-10型	Bet v 1-like proteins	りんご/Mal d 1, さくらんぼ/Pru av 1, あんず/Pru ar 1, なし/Pyr c 1, さくらんぼ/Api g 1, にんじん/Dau c 1, パセリ/pcPR, じゃがいも/psTH
PR-14型	lipid transfer proteins	もも/Pru p 3, りんご/Mal d 3

出典) H. Breiteneder et al. (2000)

のキチン物質を分解することによって植物の生体を防御する。これに関連するアレルゲンとしてはアボカドやバナナにおけるアレルゲンが属する。ラテックスアレルゲン, Hev b 6群に属するプロヘベインのキチン結合ドメインであるヘベインも, このPR3-型に分類される。このヘベインドメインとラテックスアレルギー患者血清との結合性についてはよく研究されており, IgE抗体との結合部位はこのヘベインドメインに集中し, このドメインを共通抗原として機能し, 結果としてラテックスアレルギー患者はアボカドやバナナにおけるアレルゲンと交差性を示し, これがラテックス・フルーツシンドロームのひとつの要因となっていることが明らかにされている。

じゃがいもに障害を与えると生体防御タンパク質としてWin様タンパク質が産生される。このタンパク質はキチナーゼに類似し, PR-4型に属する。カブラに存在するアレルゲンがこのグループに入る。

PR-5型は甘味タンパク質として, それに類似した抗カビ, 抗菌活性も有するタンパク質がこれに属する。さくらんぼアレルゲンPru av 2やりんごアレルゲンMal d2はPR-5型タンパク質である。

シラカンバ花粉の主要アレルゲンであるBet v 1はPR10タンパク質に属すが, これに分類される食品におけるアレルゲンとしては, りんごにおけるMal d 1, さくらんぼにおけるPru av 1, あんずにおけるPru ar 1など多くのアレルゲンが存在する。これに属するアレルゲンは, 上述した口腔アレルギーの原因物質でもある。

PR-14型タンパク質には9kDaのlipid transfer proteinが所属する。このタンパク質はリン脂質や, ガラクト糖脂質を細胞壁に移送して, そこに蓄積することにより生体防御にはたらくと考えられているタンパク質である。最近, 発見される植物性アレルゲンの多くはこのグループに属する。

近年, 上述のラテックス・フルーツシンドロームと同様に花粉に伴う, 口腔アレルギーを花粉－食物アレルギー症候群が多く報告されている。従来, 感作段階に関与するタンパク質性抗原は熱や消化酵素に抵抗性を示し, 体内にとり込まれて感作してア

表 7-6　既知の生理活性を有する他の植物性食品アレルゲン

グループ名	食品/アレルゲン
プロテアーゼ・α-アミラーゼ　インヒビター	だいず/Kunitz 型トリプシンインヒビター，おおむぎ/Hor v 1, BMAI-1, CMb, BDP, こむぎ/CM16, ライむぎ/Sec c 1, 米/RDAI-1, 3
ペルオキシダーゼ	こむぎ，おおむぎ
プロフィリン	ピーナッツ/Ara h 5, だいず/Gly m 3, セロリー/Api g 4, ナシ/Pyr c 4, ヘーゼルナッツ，りんご，にんじん，ライチー，トマト，かぼちゃ種子
種子貯蔵タンパク質	
2S アルブミン	イエローマスタード/Sin a 1, オリエンタルマスタード/Bra j 1, なたね/Bra n 1, ブラジルナッツ/Ber e 1, イングリッシュウオールナッツ/Jug r 1
ビシリン	ピーナッツ/Ara h 1, イングリッシュウオールナッツ/Jug r 2
コングルチン	ピーナッツ/Ara h 2, Ara h 6, Ara h 7
グリシニン	ピーナッツ/Ara h 3, Ara h 4, だいず
β-コングリシニン	だいず/Gly m Bd 68K
チオールプロテアーゼ	パパイヤ/パパイン，いちじく/フィシンパイナップル/ブロメライン，キウイ/アクチニジン/Act c 1, だいず/Gly m Bd 30K
レクチン	ピーナッツ/アグルチニン

出典) H. Breiteneder et al. (2000)

レルギーを誘導すると同時に，再度同じ抗原を摂取して症状を誘発するものと考えられてきた。しかしながら，花粉−食物アレルギー症候群では，花粉を吸入して最初に感作した後，再度上述のりんごやなしなどの交差反応を示す食物を口摂取したとき口腔・咽頭付近に即時型アレルギーを発症するものと考えられるようになってきた。ラテックス・フルーツシンドロームにも同様な仕組みで発症すると考えられている。すなわち，これら 2 つの症候群においては，最初に感作成立段階に関与する花粉アレルゲンやラテックスアレルゲンなどと症状の誘発段階に関する果実や野菜アレルゲンが別々に関与し，交差反応性を通して，協働してアレルギーを起こすものとみなされるようになってきた。この場合，感作成立段階に関与するアレルゲンは熱や消化酵素に対して安定な性質を有しているが，症状の誘発段階に関するアレルゲンは，熱変性しやすく，消化しやすいタンパク質でも，アレルギーを誘発する能力を有していると推測される。現在，上述した現象を考慮して，アレルギー発症には，2 つのタイプが提唱されている。ひとつは，感作成立段階および発症誘発段階に従来考えられてきた熱や消化酵素に対して安定な性質を有したタンパク質性抗原が関与するアレルギーをクラス 1 食物アレルギーと呼び，このようなアレルゲンを完全食物アレルゲンという。2 つは，上述の 2 つの症候群にみられるように，感作成立段階に熱や消化酵素に対し

て安定な性質を有したタンパク質性抗原が関与し，症状誘発段階に熱変性しやすく，消化しやすいタンパク質が関与してアレルギーを発症するタイプであり，このタイプの食物アレルギーはクラス2食物アレルギーと呼ばれ，症状誘発段階に関与するアレルゲンを不完全食物アレルゲンという[6]。

　上述のPRタンパク質以外にも，表7-6に示すように，プロテアーゼ・α-アミラーゼインヒビター，ペルオキシダーゼ，プロフィリン，種子貯蔵タンパク質（2Sアルブミン，ビシリン，コングルチン，グリシニン，β-コングリシニン）ならびにチオールプロテアーゼなどに分類されるアレルゲンが存在する。このうち，プロフィリンに属するアレルゲンとして，Ara h 5（ピーナッツ），Api g 4（セロリー），Pyr c 4（なし）など多くのものが知られている。

　植物由来のアレルゲン性タンパク質の多くはN-アセチルグルコサミン，マンノース，キシロース，フコースなどから構成され，極めて単純な構造を有した糖タンパク質である。最近，アスパラギン結合型タンパク質における糖鎖が，IgE抗体と特異的に反応するという興味ある多くの研究が報告されている。これらの報告例は植物性アレルゲンにおける糖鎖が共通抗原性エピトープとして交差性を示すことを示唆するものである。現在のところ，IgE抗体と糖鎖との結合に必須である，正確な糖鎖構造は明らかにされていないので，この点の解明が待たれている[5]。

3.4　食物アレルギーの抑制
（1）食物アレルギーを抑制するための方法
　図7-5に食物アレルギーの発症機構を示している。これを次のように5つの段階に分けることができる。
　① アレルゲンが腸管を通過して体内に侵入
　② アレルゲンの抗原提示細胞へのとり込み，T細胞への提示およびその活性化
　③ T細胞によるB細胞の活性化
　④ IgE抗体の産生と肥満細胞への結合（感作）
　⑤ 肥満細胞よりの化学メディエーターの遊離と発症
この発症機構から，次のような発症防止策が考えられる。すなわち，
　① アレルゲンの除去
　② 免疫寛容の誘導。また，T細胞エピトープを改変することによるT細胞の機能の改変・停止
　③ B細胞からの抗体産生の抑制
　④ IgE抗体の肥満細胞への結合の阻止
　⑤ 肥満細胞からの化学メディエーターの遊離の阻害
以下には，①，②ならびに⑤を中心とした対策について述べる。

（2）低アレルゲン化食品

1）牛乳の低アレルゲン化

　牛乳は重要な食品素材であり，アレルギー食品の中でも極めて重要な位置を占めている。牛乳に感受性を示す乳幼児は年齢とともに治癒する傾向にある。しかし，乳幼児にとってはこれを除去すると栄養学的に深刻な問題を提起する。そのような観点から，乳幼児が安心して食べることができるミルクとして，牛乳タンパク質を酵素で消化して低分子化することによりアレルゲン性をなくした牛乳が開発され，多くの牛乳アレルギー患者に利用されている。さらに，低分子化を徹底させるために，限外ろ過膜を用い，酵素で分解した消化物をろ過して，残存している大きい分子を除去して得られた製品も開発している。このように低分子化して得られた低アレルゲン牛乳は重症の患者には極めて有効である。しかしながら，一般にアミノ酸まで分解すると苦味成分が出現し，その味覚を悪くする。また，低分子化した食品ばかりを摂取すると，消化機能が低下するという，別の問題が生じる。

2）低アレルゲン米

　わが国は米を主食とするために，米に感受性を示す患者が比較的少ないとはいえ，米の低アレルゲン化は極めて重要な課題であった。米における主要なアレルゲンは16kDaの塩可溶性のタンパク質である。本アレルゲンは米粒の外側に分布している。

　渡辺らは，このアレルゲンを酵素的に分解して低アレルゲン米の開発を行った[7]。これは，アレルゲン分解工程と品質改良工程の2つの工程から成り立っている。新米に米重量の100分の1のアクチナーゼASと，20ppmのオレイン酸モノグリセリドを溶解した炭酸緩衝液を加え，脱気後，室温で1日静置してアレルゲンを分解する。このようにして得られた酵素処理米を2時間1回目の水洗を行い，0.1M HClに10分間浸漬した後，2回目の水洗を2時間行う。次いで，脱水後，大気圧のもとで蒸煮して，揉みほぐしながら熱風乾燥する。このようにして開発された低アレルゲン米は消費者パネルによる官能検査により，原料として用いたコシヒカリより評価は高かった。また，この低アレルゲン米は多くの米アレルギー患者に有効に利用しうることが明らかになり，1993年6月1日付けで特定保健用食品の第1号として認定された。なお，低アレルゲン米は現在，特別用途食品のうち，病者用食品に分類されている。

3）低アレルゲン小麦粉

　小麦においては，数多くのアレルゲンが存在する。そのため，低アレルゲン化された小麦の開発は容易ではない。渡辺らは，低アレルゲン米の開発と同様に，酵素法を用いて，低アレルゲン小麦粉を開発した[8]。小麦粉を，その200分の1のセルラーゼTDFを50℃で1時間反応させ，40℃に冷却し，pH 7.0に調整後，小麦粉の200分の1に相当するアクチナーゼと1時間反応させることにより，低アレルゲン化小麦粉を得た。この低アレルゲン化小麦粉は患者血清中のIgE抗体との反応性が著しく低下していた。また，経口免疫寛容を誘導していることが，マウスを用いた研究により明らかにされている。しかし，このようにして開発された小麦粉は本来有していたドウ

表 7-7　大豆利用食品中の Gly m Bd 30K 含量

食　品	Gly m Bd 30K 含量 （mg/新鮮重量 g）
大豆種子	7.292 ± 0.663
凍り豆腐	5.535 ± 0.694
湯　葉	4.682 ± 0.542
きな粉	1.819 ± 0.107
油揚げ	1.453 ± 0.113
絹ごし豆腐	0.940 ± 0.111
木綿豆腐	0.819 ± 0.061
豆　乳	0.671 ± 0.030
み　そ	—*
納　豆	—
しょうゆ	—
ミートボール	0.304 ± 0.111
ビーフコロッケ	0.203 ± 0.049
フライドチキン	0.135 ± 0.170
ハンバーガー	0.120 ± 0.115
魚肉ソーセージ	—

注）＊未検出
出典）辻（2002）

形成能を失っていた。また，池澤らは，小麦における塩可溶性アレルゲンに感受性を示す患者を対象にして，塩可溶性タンパク質を10％食塩で小麦粉から抽出・除去して得られた小麦粉は，ドウ形成能を保持しており麺を作ることが可能であること，この低アレルゲン化小麦粉から製造されたうどんは，塩可溶性タンパク質画分にのみ感受性を示す患者が安全に摂取しうることを明らかにした[9]。

4）大豆の低アレルゲン化

　大豆においても16種類のアレルゲンが存在する。その多くは 7S グロブリン画分に属する。大豆を低アレルゲン化することは難しく，その低アレルゲン化は上述した加水分解酵素を用いた開発が行われている（大豆ハイニュート−D3）。この製品は大豆より分離した大豆タンパク質を調製し，そのタンパク質をエンドプロテアーゼにより加水分解し，不溶成分を除去して製造される。このようにして作製された製品は患者血清との反応性に関して，アレルゲン性が低下していることが確認されている。

　また，佐本らは Gly m Bd 68K（β−コングリシニンのα−サブユニット）および Gly m Bd 28K を欠失した東北 124 の種子からタンパク質を抽出し，1M Na$_2$SO$_4$（pH 4.5）の条件下で処理し，Gly m Bd 30K の大半を遠心分離により除去する方法を開発した[10]。このようにして得られた大豆タンパク質は，大豆における主要アレルゲンをほとんど含まず，大豆の加工特性を保持している。

　このほか，しょうゆ，みそおよび納豆などの，大豆を用いた発酵食品には大豆由来のアレルゲンがほとんど分解され，低アレルゲン化された食品であることが明らかと

なっている（表7-7）。

（3）免疫寛容によるアレルギーの抑制

　一般的には，大量のタンパク質抗原を経口的に摂取した場合，免疫応答は抑制されている場合が多い。この現象は動物実験により多く観察されている。この免疫寛容が誘導されるためには，抗原性タンパク質を経口的に投与することが必要であることが示唆されている。腸管に直接投与しても，免疫寛容は起こらない。また，カゼインそのものをマウスに経口投与することにより経口免疫寛容を誘導できるが，図7-6に示したように，カゼインの消化物を経口投与しても，同様に寛容を誘導しうることが明らかになった[11]。

　このような免疫寛容の仕組みは，従来はサプレッサーT細胞の誘導によると考えられていたが，免疫学の進展により，免疫反応におけるT細胞のネットワークはTH_1とTH_2のバランスの上に成り立つことが明らかにされた。TH_2が優位になり，TH_1が抑制された状態のとき，TH_1が寛容になり，TH_2が調節しているというように考えられるようになった。これをアクティブサプレッションという。すなわち，TH_2がIL-4とIL-10などを選択的に産生する。一方，TH_2はTH_1からのIFN-γの産生を抑制させる。しかし，これだけで免疫寛容を説明できない。現在，活発に免疫寛容に関する研究が行われているが，近い将来，免疫寛容の仕組みが理解され，アレルギーの克服に応用されることが強く望まれているところである。

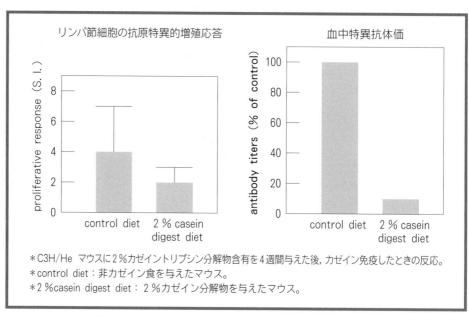

図7-6　カゼイン経口投与による免疫寛容の誘導性の有無
出典）種田貴徳・八木敏志・上野川修一：「経口免疫寛容(1)」，上野川・近藤編（1999）

（4）抗アレルギー

　アレルギーを防止する方法は現在のところ除去食によるほかないのであるが，最近，期待される分野がある。IgE 抗体の産生を抑制するか，または化学メディエーターの放出抑制することにより，アレルギーを抑制する機能―抗アレルギー作用―をもつ食品成分が明らかにされている。

　緑茶からの抽出液は，低濃度ではラットの腸間膜リンパ節におけるリンパ球の IgE 抗体の産生を抑制するが，高濃度では逆に促進する。茶におけるポリフェノールの 40〜60％がエピガロカテキンであるが，本化合物も IgE 抗体の産生を抑制する一方，IgA 抗体の産生を促進する。表 7-8 には，ポリフェノールによる化学メディエーターの放出におよぼす効果を示している。ケンフェロール，ケルセチンおよびミリセチンはヒスタミンの放出を弱く抑制するが，ロイコトリエン（LT；leukotriene）B_4 の放出に対しては強く抑制する。それらの化合物に糖残基やカルボキシル基などの極性基を導入すると細胞膜透過性を減少させ，LTB_4 産生系への接近を妨げ，結果として LTB_4 放出の抑制効果を弱める。

　3 個以上の二重結合を有する多価不飽和脂肪酸においては，二重結合の数が増えるほど LTB_4 の放出を抑制する。とりわけイコサペンタエン酸（IPA；icosapentaenoic acid）は，きわめて強くその放出を抑制するとともに，IPA の代謝物である LTB_5 が検出される。ドコサヘキサエン酸（DHA；docosahexaenoic acid）は IPA より LTB_4 の放出抑制効果は強い。また，牛乳やチーズに微量含まれる共役リノール酸も IgE 抗体の産生を抑制するが，IgA，IgG，IgM 抗体の産生を促進する可能性が示されている。この現象についてはさらに検討を要する。γ-リノレン酸は月見草油に多量含まれるが，腸間膜リンパ節におけるリンパ球の IgE 抗体の産生を亢進させるが，臨床的には抗アレルギー活性を示すことが明らかにされている。

　このほか，α-トコフェロールおよびセサミンは単独または共同でも LTC_4 の放出

表 7-8　フラボノイドのケミカルメディエーター放出阻害および抗酸化活性

フラボノイド	糖	相対ヒスタミン放出量（%）	相対 LTB$_4$ 放出量（%）
無　添　加	—	100 ± 4[a]	100 ± 4[a]
kaempferol	—	122 ± 6[b]	3 ± 2[b]
quercetin	—	81 ± 3[c]	0[b]
quercitrin	rhamnose	未確認	55 ± 6[c]
rutin	rutinose	未確認	73 ± 4[b]
myricetin	—	52 ± 1[d]	12 ± 0[b]
luteolin	—	未確認	0[b]
cyanidin	—	未確認	67 ± 7[d]

注）平均値 ± 標準誤差（n＝3）。異なる文字間で有意差あり（p＜0.05）。
出典）山田耕治，「食品成分のアレルギー調節機能」，p.30，山田監修（2002）

および IgE 抗体の産生を抑制する。

文　　　献

●引用文献

1)吉川正明：「意外な起源の生理活性ペプチド」，環境と健康，12，pp. 353-370（1999）

2)中村　良：「アレルギーと食品」，中村　良・川岸舜朗・渡邊乾二・大澤俊彦：『食品機能学』：三共出版（1990）

3)飯倉洋治編：平成 10 年度報告書，厚生省食物アレルギー対策検討委員会，（1998）

4)辻　英明：「豆・穀類中のアレルゲンに関する研究」，日本栄養・食糧学会誌，55(3)，pp. 191-198（2002）

5)H. Breiteneder et al.：「Molecular and biochemical classification of plant-derived food allergens」，*J. Allergy Clin Immunol.*，106，pp. 27-36（2000）

6)G. Garcia-Casado et al.：「Role of complex asparagine-linked glycans in the allergenicity of plant glycoproteins.」，Glycobiology，6，pp. 471-477（1996）

7)M. Watanabe et al.：「Production of hypoallergenic rice by enzymatic decomposition of constituent proteins」，*J. Food Sci.*，55，pp. 781-783（1990）

8)渡辺道子ほか：「酵素分解による小麦粉の低アレルゲン化」，日本農芸化学会誌，**76**(11)，pp. 1090-1091（2002）

9)池澤善郎ほか：「アトピー性皮膚炎におけるアレルゲン低減化小麦（HAW-A1）の有効性とその臨床効果の血清学的解析」，アレルギー，**43**，pp. 679-688（1994）

10)M. Samoto et al.：「Substantially complete removal of three major allergenic soybean proteins (Gly m Bd 30, Gly m Bd 28K, α-subunit of β-conglycinin) from protein by using a mutant soybean Tohoku 124」，*Biosci. Biotech. Biochem.*，**61**，pp. 2148-2150（1997）.

11) S. Hachimura et al.：「Suppression of the systemic immune response to casein by oral administration of a tryptic digest of casein」，*Biosci. Biotech. Biochem.*，**57**，pp. 1674（1993）

●参考文献

・千葉英雄編：『食品の生体調節機能』，学会出版センター，（1992）

・上野川修一・近藤直実編：『食品アレルギー対策ハンドブック』，サイエンスフォーラム（1999）

・山田耕路監修：『生物機能研究の進歩 1』，アイピーシー（2002）

・International Union of Immunological Societies (IUIS)：Allergen Nomenclature Sub-Committee (2007)

第 8 章

神経系におよぼす機能

　神経は，生体外および内部における情報を伝達して各々の器官の機能を調整し，すみやかに適応させる制御システムである。この系は脳および脊髄をもつ中枢神経系と，末梢器官との情報伝達用に分離した2つの経路，体性神経系と自律神経系からなる。

　体性神経系は感覚ならびに運動に関与し，外部環境を認識し，状況に適応した身体運動を制御する。一方，自律神経系は内分泌系とともに内部環境を制御する。内分泌系は，機能の状態を長期にわたって調整するが，自律神経系は各器官の機能をすみやかに適応させる特徴をもっている。

　中枢神経からの興奮(情報)は神経線維内では電気的に伝導し，神経線維どうし，または神経線維と効果器との接合部（シナプス）においては，化学物質（伝達物質）が受容体と結合して興奮(情報)が伝えられる。自律神経系は交感神経系と副交感神経系から成り立つが，これらは神経線維の末端から遊離される伝達物質により分類され，アセチルコリンを遊離する線維はコリン作動性線維，ノルアドレナリンを遊離する線維はアドレナリン作動性線維と呼ばれる。交感神経においては節前線維がコリン作動性線維，節後線維はアドレナリン作動性線維である。また，副交感神経では，節前線維がコリン作動性線維であり，節後線維もコリン作動性線維である。図8-1はその自律神経系の主要な臓器に対する支配を示したものである。

　食品には，神経系に影響をおよぼす成分が存在することが知られている。この章では，とうがらしのカプサイシン，γ-アミノ酪酸，杜仲葉における有効成分，食品タンパク質から得られる鎮静効果のあるペプチドなどの機能について述べる。

1. とうがらしの機能成分

　とうがらしなどの香辛料は，食事に嗜好性をもたせる二次機能のはたらきとして古くから利用されてきた。また，香辛料は抗菌作用を有し，食品の腐敗防止に使用されてきた。しかし，最近，香辛料にはこれらの機能以外にも，特徴ある生体調節機能を有することが明らかにされてきた。香辛料のうち，とうがらしの機能についてはよく研究され，抗酸化作用，神経作用，体熱産生作用などが明らかにされている。

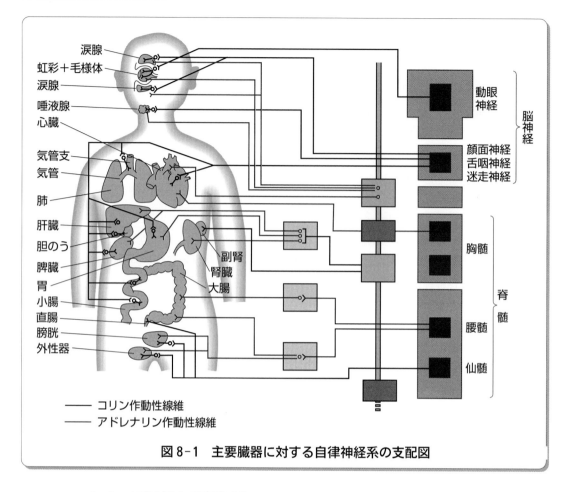

涙腺
虹彩＋毛様体
涙腺
唾液腺
心臓
気管支
気管
肺
肝臓
胆のう
脾臓
胃
小腸
直腸
膀胱
外性器

副腎
腎臓
大腸

動眼神経
顔面神経
舌咽神経
迷走神経
脳神経

胸髄
腰髄
仙髄
脊髄

── コリン作動性線維
── アドレナリン作動性線維

図 8-1　主要臓器に対する自律神経系の支配図

1.1　とうがらしの辛味成分

　表 8-1 に，とうがらしに含まれる主な辛味成分—カプサイシン，ジヒドロカプサイシン，ノルジヒドロカプサイシン，ホモカプサイシン，ホモジヒドロカプサイシン—の化学構造式を示している。これらのカプサイシン類を総称してカプサイシノイドと呼ぶが，このうち，カプサイシンおよびジヒドロカプサイシンが，辛味成分の 80〜90％を占めている。これらの化合物はすべてバニリルアミンのアミド誘導体であるが，甘味品種とうがらし CH-19 には，カプサイシノイドはほとんど含まれず，バニリル

表 8-1　とうがらしにおけるカプサイシン類

一般式	カルボン酸（CO-R）	化合物の通称名
CH₃O―⬡―CH₂NHCO-R（HO―）	8-methylnon-*trans*-6-enoic acid	カプサイシン
	8-methylnonanoic acid	ジヒドロカプサイシン
	7-methyloctanoic acid	ノルジヒドロカプサイシン
	9-methyldec-*trans*-7-enoic acid	ホモカプサイシン
	9-methyldecanoic acid	ホモジヒドロカプサイシン

アルコールとカルボン酸とのエステル化合物—カプシエイト—が存在する。このほか，ジヒドロカプシエイト，ノルジヒドロカプシエイトも見出されている。これらのカプシエイトはいずれも辛味は示さない。カプサイシンに対する受容体が発見されているが，カプサイシンの辛味作用の発現において，酸アミドのカルボキシル基は辛味には必須であること，アルキル基の鎖長は C7－C11 程度が適当であること，芳香環の 3-メトキシ-4-ヒドロキシ構造が必要であること，が解明されている。

1.2　カプサイシンの生理作用

（1）知覚神経におよぼす機能

とうがらしを食べたとき，まず強い辛味を感じ，そののち熱を感じる。また，辛味成分を直接皮膚や粘膜に塗布すると，発赤やひりひり感などを感じる。これは辛味成分であるカプサイシンが知覚神経に作用したものである。知覚神経は第一次求心神経で，生体の外部・内部環境からの情報を受けて中枢神経に伝達し，カプサイシンの場合，痛覚，触覚，温覚，冷覚などを伝える役割を担っている。

カプサイシンを投与した場合，その濃度によって，作用は大きく異なる。Na^+，Ca^{2+}，Mg^{2+} は細胞外に多く，細胞内には少ない。これに対して，K^+ は細胞内に多く，細胞外には少ない。これらの陽イオンの濃度差により，細胞膜は外側が陽性に，内側は陰性に荷電している（分極）。神経や筋肉などの興奮性細胞はナトリウムチャネルの Na^+ を細胞内に流入させ，細胞膜に生じている電位を逆転させ（脱分極），活動電位を発生させる。ナトリウムチャネルの開放と同時に，カリウムチャネルも開き，K^+ が細胞外に出て行く。この活動電位が興奮の伝達を行う。また，これにともなって，カルシウムチャネルも開き，細胞内の代謝反応を活性化するとともに，蓄積した陽イオンが細胞外に排出されて一連の興奮は終了する。

低濃度のカプサイシンで刺激すると，非特異的に陽イオンを細胞内に流入させるとともに，K^+ を細胞外に排出して脱分極を起こさせ，興奮させる。この知覚神経機能の亢進の結果として，痛みや侵害感の発生とその反射による血管拡張，腫れ，発赤などの炎症症状を呈する。一方，高濃度のカプサイシンで知覚神経を刺激すると，すみやかに脱感作を起こし，神経伝導が遮断され，知覚神経の麻痺による鎮痛，抗侵害，抗炎症作用を示す。これらの効果は臨床的にも注目されている。

（2）体熱産生機能

とうがらしを摂取すると，体が熱くなり，発汗作用が亢進する。この現象はエネルギー代謝が活性化することによる体熱亢進によるものである。河田らは，その作用機構について動物実験により明らかにしている[1]。すなわち，ラットに高脂肪食を与えたとき，カプサイシンを添加したグループは，添加していないグループに比べて脂肪組織重量と血清トリグリセリド値が有意に低下していることを明らかにしている。さらに，河田は，カプサイシンの脂質代謝亢進作用の仕組みを解明するために，エネル

ギー代謝の指標としての呼吸商および酸素消費量におよぼす効果について検討している。図8-2に示しているように，カプサイシンの添加により両指標ともに亢進していた。このパターンはアドレナリン単独の投与と同じパターンを示していた。また，カプサイシン投与による亢進作用は，あらかじめβ-アドレナリン受容体遮断剤を投与しておくと完全に消失すること，カプサイシン投与に依存してアドレナリンが副腎髄質から分泌されること，ならびに副腎交感神経の遠心性放電活動の亢進をともなうことなどが，明らかにされた。これらの事実から，カプサイシンによる代謝亢進作用は交感神経を経て，副腎よりアドレナリンの分泌を促進することによるものであることが明らかになった。辛味成分摂取にともなうエネルギー代謝亢進作用はヒトでも認められている。

　一方，褐色脂肪組織は哺乳類における体熱産生器官として重要な役割を担っている。この組織における体熱産生機能は脱共役タンパク質（UCP；uncoupling protein）に大きく依存しており，その発現量により熱産生能力が決定される。とうがらしの辛味成分をラットに摂取させると，褐色脂肪組織におけるUCP量が増加する。褐色脂肪組織は交感神経に依存しているので，このUCP量の増加は，カプサイシン投与による交感神経系活性化作用により，褐色脂肪組織における交感神経末端から分泌されるノルアドレナリンのβ-アドレナリン受容体を介した作用によるものであることが推定されている。このようなとうがらしの辛味成分による交感神経賦活作用は，マスタードやしょうがなどの辛味成分においても認められる。

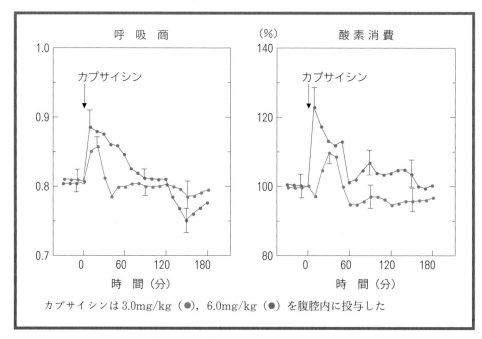

カプサイシンは3.0mg/kg（●），6.0mg/kg（●）を腹腔内に投与した

図8-2　呼吸商および酸素消費量におよぼすカプサイシンの影響
出典）河田照雄：「カプサイシンの体熱産生作用」，岩井・渡辺編（2000）

2．γ-アミノ酪酸の機能

　γ-アミノ酪酸（GABA；γ-aminobutyric acid）は脳内に大量に存在しているが，その役割が抑制型伝達物質であるということが明らかになったのは，1960年代に入ってからである。GABAはグルタミン酸からグルタミン酸脱炭酸酵素により生成する。GABAは脳，脊髄など多くの部位で抑制型伝達物質としてはたらくが，その受容体にはGABA$_A$型とGABA$_B$型の2種類がある。

　GABA$_A$型受容体にGABAが結合すると，Cl$^-$チャネルが開き，膜のCl$^-$の細胞内への透過性が増加する。その結果，膜内が過分極し，興奮は抑制され，不安状態は緩和される。この効果はベンゾジアゼピン剤の投与で増強される。一方，GABA$_B$型受容体はGTP結合タンパク質と共役しており，アデニル酸シクラーゼ活性を抑制することにより，カルシウムチャネルの抑制およびカリウムチャネルの活性化を示す。この受容体の機能は欠神発作発現，記憶に関する海馬長期増強現象ならびに，うつ病発現などに関係している。

　GABAは，脳における神経伝達物質としてのはたらき以外に，血圧降下作用，精神安定化作用，腎機能活性化作用，肝機能改善作用，肥満防止作用など，多彩な機能を有している。このうち，GABAの神経系におよぼす機能について，不眠，抑うつならびに自律神経障害に悩む20名の患者を対象に，GABA富化はいがを投与したときの効果が報告されている（図8-3）[2]。すなわち，GABA含有食品（100g中に292mgのGABAを含む）を与えると，プラセボとして米粉末を与えた場合と比較したとき，4週間で有意な結果を示し，8週間後でははっきりした効果を認め，GABAが長期的・持続的な精神安定化作用を有することが明らかにされている。

　GABAは血圧降下作用も有することが報告されている。これはGABAの受容体の

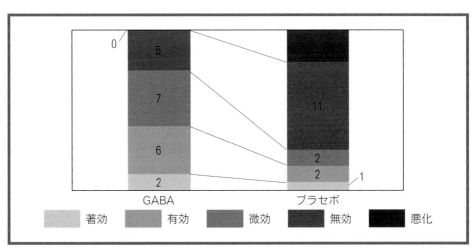

図8-3　GABA含有食品投与による不眠・抑うつ・自律神経障害に対する総合改善度（P＜0.05）
出典）茅原・杉浦（2001）

作用を介してノルアドレナリンの放出を阻害し，血管周囲神経の刺激による環流圧力の増加を抑えることにより，血圧の低下をもたらすと推定されている。このように，脳機能改善作用や精神安定化作用など，多くの機能を有する GABA を含有する食品の開発が現在，活発に行われている。開発された食品としては，茶葉の嫌気的処理によるギャバロン茶，乳酸菌によるGABA 高含有の乳酸菌飲料などがある。

３．杜仲葉配糖体

　　杜仲（*Eucommia ulmoides*）は，中国中央部を原産とした雌雄異株の落葉性喬木である。杜仲の樹皮について，中国最古の薬草書である『神農本草経』の上品に「腰痛や背筋痛の鎮痛，強壮，強精，精神力の強化作用があり，老虚による残尿感や陰部のかゆみの改善などに用い，中期に服用すると老化防止になる」と記載されている。杜仲の樹皮は，中国において古くより長期にわたって副作用なく，お茶や食物と同じ感覚で摂取でき，虚弱体質の強化ならびに健康維持に利用できる薬物として利用されてきた。杜仲の葉については薬用として利用されたという古い記録は残っていないが，中国少数民族では，粥，煮物や炒り茶として用いられていた。1987 年には，中国貴州省薬品検験所と貴州省中医研究所により，杜仲の葉もその樹皮と同じ血圧降下作用

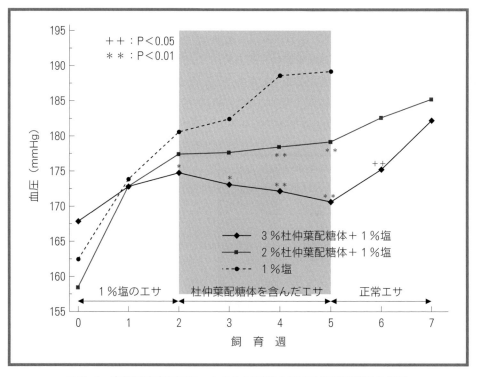

図 8-4　自然発症高血圧ラットの血圧におよぼす杜仲葉配糖体の効果
出典）川崎・上園・中澤（2000）

を有することが立証され，杜仲の葉が薬草葉として注目されるようになった。

　図8-4は，杜仲葉に含まれる配糖体を自然発症高血圧ラットに投与したときの実験結果を示したものである[3]。杜仲葉配糖体入りの餌を2〜5週間摂取させると有意に血圧を低下させることが明らかとなった。血圧の高めの人に対して，杜仲葉配糖体入りの飲料を2〜8週間摂取させた結果，有意に血圧が低下した。特に，拡張期血圧より，収縮期血圧に顕著な降下が認められた。

　杜仲葉における配糖体には，イリドイド配糖体，リグナン配糖体およびフラボノイドなどが多量に存在するが，杜仲葉配糖体による血圧降下の効果は，主としてイリドイド配糖体であるゲニポシド酸（図8-5）によるものである。その作用機構は，腸管からゲニポシド酸が体内に吸収され，副交感神経末におけるムスカリン性アセチルコリン受容体を通して効果器官である動脈の平滑筋を刺激し，拡張させることにより，血流の抵抗が低下して，一過性の血圧を降下させるというように考えられている。現在，杜仲葉配糖体は厚生労働省により，血圧を調節する成分として特定保健用食品として認定されている。

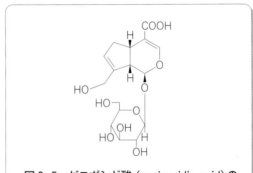

図8-5　ゲニポシド酸（geniposidic acid）の化学構造

4．食品タンパク質に由来するオピオイドペプチド

　モルヒネはアヘンアルカロイドのひとつであるが，これはアスピリンやアセトアミノフェンなどの解熱鎮痛薬よりはるかに強力な鎮痛作用を示す。生体内にも，鎮痛作用を示す内因性ペプチド類—エンケファリン類，β-エンドルフィン，ネオエンドルフィンおよびダイノルフィン類—が見出されている。これらの鎮痛作用を示す物質はオピオイド類と呼ばれる。オピオイドに関連する物質としては，鎮痛作用を示す物質—アゴニストと，その鎮痛作用を抑制する物質—アンタゴニストがある。

　オピオイドは脳や脊髄などに存在するオピオイド受容体と結合して，鎮痛効果を表し，注意力と集中力を制限する。また，気分状態については，強い痛みの軽減にともなう安堵感や無重力感や健全感を生ずる。一般に，反復使用により，依存症が発現し，しかも同じ強さの作用を得るにはさらに高用量が必要になる。オピオイド受容体には

μ，κ，σ，δ，ε の 5 種類の型が知られている。

　食品タンパク質のプロテアーゼによる消化物より，平滑筋作動性ペプチドのほかに，オピオイド作用を示すペプチド（アゴニスト）およびその作用を阻害するペプチド（アンタゴニスト）が見出されている（表 8-2）。以下に，これらの外因性オピオイドペプチドおよびオピオイドアンタゴニストペプチドについて述べる。

表 8-2　食品タンパク質から得られた外因性オピオイドペプチド

ペプチド	（起　源）	アミノ酸配列
β-casormorphin 5	β-カゼイン（ウシ）	YPFPG
morphiceptin	β-カゼイン（ウシ）	YPFP-NH$_2$
α-lactorphin	α-ラクトアルブミン（ウシ）	YGLF-NH$_2$
β-lactorphin	β-ラクトグロブリン（ウシ）	YGLF-NH$_2$
serorphin	血清アルブミン（ウシ）	YGFQNA
gluten exorphin A5	小麦グルテン	GYYPT
gluten exorphin A4	小麦グルテン	GYYP
gluten exorphin B5	小麦グルテン	YGGWL
gluten exorphin B4	小麦グルテン	YGGW
gluten exorphin C	小麦グルテン	YPISL
glycinin Bla (121-125)	大豆グリシニン	YVSF-NH$_2$

出典）千葉英雄（1994）

表 8-3　食品タンパク質から得られた外因性オピオイドアンタゴニストペプチド

ペプチド	（起　源）	アミノ酸配列
casoxin A	κ-カゼイン（ウシ）	YPSYGLNY
casoxin B	κ-カゼイン（ウシ）	YPYY
Ser-casoxin B	κ-カゼイン（ヒト）	SYPYY
Pro-casoxin B	κ-カゼイン（ウシ）	PYPYY
casoxin C	κ-カゼイン（ウシ）	YIPIQYVLSR
casoxin D	α_{S1}-カゼイン（ヒト）	YVPFPPF
casoxin 4	κ-カゼイン（ウシ）	YPSY-OCH$_3$

出典）千葉英雄（1994）

（1）オピオイドペプチド

　表 8-2 に示したように，食品由来のオピオイドペプチドは，カゼイン，乳清タンパク質，血液タンパク質ならびに植物タンパク質において見出されている。

　牛乳タンパク質である β-カゼインより β-casomorphin 5，morphiceptin が，α-ラクトアルブミンより，α-lactorphin，β-lactorphin が見出されている。牛乳に少量含まれている牛の血清アルブミンをペプシンで消化して得られた分解物より，ヘキサペプチド serorphin が，オピオイドペプチドとして同定されている。また，小麦グルテンより，gluten exorphin A5，gluten exorphin B5，gluten exorphin C が

見出され，大豆グリシニンより glycinin B1a（121-125）が単離されている。これらの外因性ペプチドのN末端アミノ酸残基はすべてチロシン残基であるが，それ以後のアミノ酸配列はすべてまちまちであり，多様性に富んでいる。

（2）オピオイドアンタゴニストペプチド

　千葉と吉川は，オピオイド受容体に結合するが，鎮痛などのオピオイド作用を表さない物質も，食品タンパク質から数多く発見している（表8-3)[4] [5]。これらのオピオイドアンタゴニストペプチドは，オピオイドペプチドと異なり生体内には存在しないものである。牛乳カゼインをペプシンとトリプシンで分解して得られた消化物より，オピオイドアンタゴニスト作用を有するペプチドが見出され，そのうち最も強力なペプチドはcasoxin Aと名づけられた。このペプチドはκ-カゼインの35番目から42番目のアミノ酸配列に相当した。このペプチドは興味深いことにアンジオテンシン変換酵素阻害活性を示す。κ-カゼインより得られたcasoxin 4（YPSYおよびそのメチルエステル）に相当する，人乳および牛乳κ-カゼインから得られるcasoxin Bと名づけれたペプチドも，強いオピオイドアンタゴニスト作用を示した。人乳および牛乳におけるκ-カゼインの一次構造にしたがってN末端側に1残基伸ばしたペプチドSer-casoxin BおよびPro-casoxin Bは，より強力なアンタゴニスト作用を示す。

　また，牛乳κ-カゼインより25番目から34番目に相当する10個のアミノ酸残基からなり，casoxin Cと名づけられたペプチドがオピオイドアンタゴニスト作用を有することが認められている。このペプチドは，イヌ腸間膜動脈に対して内皮依存性弛緩活性およびアンジオテンシン変換酵素阻害活性を示す。

　人乳α_{S1}-カゼインからもオピオイドアンタゴニスト作用を示すペプチドが単離されている。このペプチドはcasoxin Dと名づけられているが，このペプチドもオピオイドアンタゴニスト作用以外に，内皮依存的に動脈弛緩作用を示すことが明らかにされている。

文　　献

●引用文献

1 ）T. Kawada et al.：「Capsaicin-induced β-adrenergic action on energy metabolism in rats: Influence of capsaicin on oxygen consumption, the respiratory quotient, and substrate utilization」, *Proc. Soc. Exp. Biol. Med.,* 183, pp. 250-256（1986）

2 ）茅原　紘・杉浦友美：「近年の GABA 生理機能研究-脳機能改善作用, 高血圧作用を中心に-」, 食品と健康, 36(6), pp. 4-6（2001）

3 ）川崎晃一・上園慶子・中澤慶久：「特定保健用食品 “杜仲葉配糖体” の降圧機序とその臨床応用」, *J. Health Sci.,* 22, pp. 29-36（2000）

4 ）千葉英雄：「食品機能の解析と展開」, 日本農芸化学会誌, 68(12), pp. 1722-1726（1994）

5 ）千葉英雄・吉川正明：「食品起源の潜在的機能ペプチド」, 千葉英雄監修：食品の生体調節機能, 学会出版センター,（1992）

●参考文献

・岩井和夫・渡辺達夫編：『トウガラシ―辛味の科学―』, 幸書房,（2000）

・中澤慶久：「杜仲葉配糖体の機能性―血圧半健康人への臨床応用―」, ファルマルシア, 38(11), pp. 1071-1074（2002）

・吉川正明：「食品中のタンパク質・ペプチド・アミノ酸の生体調節機能」, *Bio Clinica,* 11, 819－823（1996）

・吉川正明：「神経系調節機能」, 篠原和毅・鈴木建夫・上野川修一編：食品機能研究法, 光琳,（2000）

資料1：特定保健用食品表示許可一覧および関与成分（令和2年4月現在）

1．おなかの調子を整える食品	
① オリゴ糖類を含む食品	③ 食物繊維類を含む食品

① オリゴ糖類を含む食品

キシロオリゴ糖
大豆オリゴ糖
フラクトオリゴ糖
イソマルトオリゴ糖
乳果オリゴ糖
ラクチュロース
ガラクトオリゴ糖
ラフィノース
コーヒー豆マンノオリゴ糖

② 乳酸菌類およびその他の菌を含む食品

ラクトバチルス GG 株
ビフィドバクテリウム・ロンガム BB536
Lactobacillus delbrueckii subsp. *bulgaricus*2038 株と
Streptococcus salivaries subsp. *thermophilus*1131 株
L. カゼイ YIT9029（シロタ株）
B. ブレーベ・ヤクルト株
Bifidobacterium lactis FK120
Bifidobacterium lactis LKM512
L. アシドフィルス CK92 株と L. ヘルベティカス CK60 株
カゼイ菌（NY1301 株）
ガセリ菌SP株とビフィズス菌SP株
ビフィドバクテリウム・ラクティス BB-12（ビフィズス菌 Bb-12）
LC1 乳酸菌
Bifidobacterium animalis subsp. *lactis* GCL2505（BifiX）
Bacillus subtilis K-2 株（納豆菌 K-2 株）
Lactbacillus paracasei subsp. *paracasei*/NY1301

③ 食物繊維類を含む食品

難消化性デキストリン
ポリデキストロース
グアーガム分解物
サイリウム種皮由来の食物繊維
低分子化アルギン酸ナトリウム
ビール酵母由来の食物繊維
寒天由来の食物繊維
小麦ふすま由来の食物繊維
低分子化アルギン酸ナトリウムと水溶性コーンファイバー
難消化性でん粉
小麦ふすまと難消化性デキストリン
還元タイプ難消化性デキストリン
高架橋度リン酸架橋でん粉
大麦若葉由来の食物繊維（条件付き特定保健用食品）

④ その他の成分を含む食品

プロピオン酸菌による乳清発酵物
（DHNA＊として）

⑤ 複数の成分を含む食品

ガラクトオリゴ糖とポリデキストロース

＊
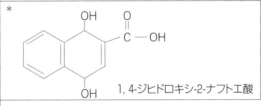
1, 4-ジヒドロキシ-2-ナフトエ酸

2．コレステロールが高めの方の食品	4．血圧が高めの方の食品

2．コレステロールが高めの方の食品

大豆たんぱく質
キトサン
リン脂質結合大豆ペプチド
植物ステロールエステル
低分子化アルギン酸ナトリウム
植物スタノールエステル
植物性ステロール
ブロッコリー・キャベツ由来の SMCS
（S-Methylcysteinsulfoxide）
茶カテキン
セサミン，セサモリン

3．コレステロールが高めの方，おなかの調子を整える食品

低分子化アルギン酸ナトリウム
サイリウム種皮由来の食物繊維

4．血圧が高めの方の食品

γ-アミノ酪酸（GABA）
イソロイシルチロシン（IY）
カゼインドデカペプチド（FFVAPFPEVFGK）
かつお節オリゴペプチド（LKPNM）
ゴマペプチド（LVY として）
サーデンペプチド（VY）
海苔オリゴペプチド（AKYSY）
ラクトトリペプチド（VPP，IPP）
ローヤルゼリーペプチド（VY，IY，IVY）
わかめペプチド（FY，VY，IY）
大豆ペプチド（GY，SY）
酢酸
燕龍茶フラボノイド（ハイペロサイドおよびイソクエルシトリンとして）
杜仲葉配糖体（ゲニポシド酸）
クロロゲン酸類
モノグルコシルヘスペリジン

＊G = Gly, A = Ala, V = Val, L = Leu, I = Ile, S =
Ser, T = Thr, M = Met, D = Asp, N = Asn, E =
Glu, Q = Gln, K = Lys, R = Arg, F = Phe, Y =

5.　ミネラルの吸収を助ける食品
CPP（カゼインホスホペプチド）
CCM（クエン酸リンゴ酸カルシウム）
フラクトオリゴ糖
ポリグルタミン酸
カルシウム
ヘム鉄

6.　ミネラルの吸収を助け，おなかの調子を整える食品
フラクトオリゴ糖
乳果オリゴ糖

7.　骨の健康が気になる方の食品
大豆イソフラボン
MBP（乳塩基性タンパク質）
ビタミンK_2（メナキノン－7，4ナキノン－4）
フラクトオリゴ糖
ポリグルタミン酸
カルシウム（疾病リスク低減）

8.　むし歯の原因になりにくい食品と歯を丈夫で健康にする食品
パラチノースと茶ポリフェノール
マルチトールとパラチノースと茶ポリフェノール
マルチトールと還元パラチノースとエリスリトールと茶ポリフェノール
マルチトール
キシリトールとフクロノリ抽出物（フノラン）とリン酸－水素カルシウム
キシリトールと還元パラチノースとフクロノリ抽出物（フノラン）とリン酸－水素カルシウム
CPP－ACP（乳たんぱく分解物）
リン酸化オリゴ糖カルシウム（POs－Ca）
キシリトールとマルチトールとリン酸－水素カルシウムとフクロノリ抽出物（フノラン）
緑茶フッ素
カルシウムと大豆イソフラボンアグリコン
ユーカリ抽出物（マクロカとパールCとR）

9.　歯ぐきの健康を保つ食品
カルシウムと大豆イソフラボン
ユーカリ抽出物

10.　血糖値が気になり始めた方の食品
難消化性デキストリン
グアバ葉ポリフェノール
小麦アルブミン
L－アラビノース
難消化性再結晶アミロース
サラシノール，コタラノール
大麦若葉由来食物繊維
チオシクリトール，ネオコタラノール

11.　血中中性脂肪が気になる方の食品
EPAとDHA
α－リノレル酸ジアミルグリセロール
グロビン蛋白分解物
ベータコングリシニン
ウーロン茶重合ポリフェノール
難消化性デキストリン
モノグリコシルヘスペリジン
高分子紅茶ポリフェノール

12.　体脂肪が気になる方の食品と内臓脂肪が気になる方の食品
中鎖脂肪酸
茶カテキン
コーヒー豆マンノオリゴ糖
クロロゲン酸類
りんご由来プロシアニジン
ケルセチン配糖体
葛の花エキス
ガセリ菌SP株
コーヒーポリフェノール

13.　血中中性脂肪と体脂肪が気になる方の食品
茶カテキン
ウーロン茶重合ポリフェノール

14.　血糖値と血中中性脂肪が気になる方の食品
難消化性デキストリン

15.　体脂肪が気になる方，コレステロールが高めの方の食品
茶カテキン

16.　おなかの調子に気をつけている方，体脂肪が気になる方の食品
コーヒー豆マンノオリゴ糖

17.　おなかの脂肪，おなか周りやウエストサイズ，体脂肪，肥満が気になる方の食品
葛の花エキス（テクトリゲニン類として）

18.　体脂肪が気になる方，血圧が高めの方の食品
クロロゲン酸類

19.　肌が乾燥しがちな方に適する食品
グルコシルセラミド

資料 2 : 栄養機能食品の規格基準と栄養機能表示, 注意喚起表示

栄養成分	1日当たりの摂取目安量に含まれる栄養成分量		栄 養 機 能 表 示	注 意 喚 起 表 示
	下限値	上限値		
n-3系脂肪酸	0.6 g	2.0 g	n-3系脂肪酸は, 皮膚の健康維持を助ける栄養素です。	本品は, 多量摂取により疾病が治癒したり, より健康が増進するものではありません。1日の摂取目安量を守ってください。
亜鉛	2.64mg	15mg	亜鉛は, 味覚を正常に保つのに必要な栄養素です。 亜鉛は, 皮膚や粘膜の健康維持を助ける栄養素です。 亜鉛は, たんぱく質・核酸の代謝に関与して, 健康の維持に役立つ栄養素です。	本品は, 多量摂取により疾病が治癒したり, より健康が増進するものではありません。 亜鉛の摂りすぎは, 銅の吸収を阻害するおそれがありますので, 過剰摂取にならないよう注意してください。1日の摂取目安量を守ってください。 乳幼児・小児は本品の摂取を避けてください。
カリウム	840mg	2,800 mg	カリウムは, 正常な血圧を保つのに必要な栄養素です。	本品は, 多量摂取により疾病が治癒したり, より健康が増進するものではありません。1日の摂取目安量を守ってください。腎機能が低下している方は本品の摂取を避けてください。
カルシウム	204mg	600mg	カルシウムは, 骨や歯の形成に必要な栄養素です。	本品は, 多量摂取により疾病が治癒したり, より健康が増進するものではありません。1日の摂取目安量を守ってください。
鉄	2.04mg	10mg	鉄は, 赤血球を作るのに必要な栄養素です。	
銅	0.27mg	6.0mg	銅は, 赤血球の形成を助ける栄養素です。 銅は, 多くの体内酵素の正常な働きと骨の形成を助ける栄養素です。	本品は, 多量摂取により疾病が治癒したり, より健康が増進するものではありません。1日の摂取目安量を守ってください。乳幼児・小児は本品の摂取を避けてください。
マグネシウム	96mg	300mg	マグネシウムは, 骨の形成や歯の形成に必要な栄養素です。 マグネシウムは, 多くの体内酵素の正常な働きとエネルギー産生を助けるとともに, 血液循環を正常に保つのに必要な栄養素です。	本品は, 多量摂取により疾病が治癒したり, より健康が増進するものではありません。 多量に摂取すると軟便(下痢)になることがあります。1日の摂取目安量を守ってください。 乳幼児・小児は本品の摂取を避けてください。
ナイアシン	3.9mg	60mg	ナイアシンは, 皮膚や粘膜の健康維持を助ける栄養素です。	本品は, 多量摂取により疾病が治癒したり, より健康が増進するものではありません。1日の摂取目安量を守ってください。
パントテン酸	1.44mg	30mg	パントテン酸は, 皮膚や粘膜の健康維持を助ける栄養素です。	
ビオチン	15μg	500μg	ビオチンは, 皮膚や粘膜の健康維持を助ける栄養素です。	

(次頁につづく)

ビタミンA	231 μg	600 μg	ビタミンAは，夜間の視力の維持を助ける栄養素です。 ビタミンAは，皮膚や粘膜の健康維持を助ける栄養素です。	本品は，多量摂取により疾病が治癒したり，より健康が増進するものではありません。1日の摂取目安量を守ってください。 妊娠3か月以内又は妊娠を希望する女性は過剰摂取にならないよう注意してください。
ビタミンB₁	0.36mg	25mg	ビタミンB₁は，炭水化物からのエネルギー産生と皮膚や粘膜の健康維持を助ける栄養素です。	本品は，多量摂取により疾病が治癒したり，より健康が増進するものではありません。1日の摂取目安量を守ってください。
ビタミンB₂	0.42mg	12mg	ビタミンB₂は，皮膚や粘膜の健康維持を助ける栄養素です。	
ビタミンB₆	0.39mg	10mg	ビタミンB₆は，たんぱく質からのエネルギーの産生と皮膚や粘膜の健康維持を助ける栄養素です。	
ビタミンB₁₂	0.72 μg	60 μg	ビタミンB₁₂は，赤血球の形成を助ける栄養素です。	
ビタミンC	30mg	1,000 mg	ビタミンCは，皮膚や粘膜の健康維持を助けるとともに，抗酸化作用を持つ栄養素です。	
ビタミンD	1.65 μg	5.0 μg	ビタミンDは，腸管のカルシウムの吸収を促進し，骨の形成を助ける栄養素です。	
ビタミンE	1.89mg	150mg	ビタミンEは，抗酸化作用により，体内の脂質を酸化から守り，細胞の健康維持を助ける栄養素です。	
ビタミンK	45 μg	150 μg	ビタミンKは，正常な血液凝固能を維持する栄養素です。	本品は，多量摂取により疾病が治癒したり，より健康が増進するものではありません。1日の摂取目安量を守ってください。 血液凝固阻止薬を服用している方は本品の摂取を避けてください。
葉酸	72 μg	200 μg	葉酸は，赤血球の形成を助ける栄養素です。葉酸は，胎児の正常な発育に寄与する栄養素です。	本品は，多量摂取により疾病が治癒したり，より健康が増進するものではありません。1日の摂取目安量を守ってください。 葉酸は，胎児の正常な発育に寄与する栄養素ですが，多量摂取により胎児の発育が良くなるものではありません。

出典）消費者庁：「食品表示基準」別表第十一

索　引

略 記 号 一 覧

記　号	英語名称	日本語名称
ACE	angiotensin-converting enzyme	アンジオテンシン変換酵素
AMP	adenosine 5'-monophosphate	アデノシン 5'-ーリン酸
ATP	adenosine 5'-triphosphate	アデノシン 5'-三リン酸
BHA	butylated hydroxyanisole	ブチルヒドロキシアニソール
BHT	butylated hydroxytoluene	ブチルヒドロキシトルエン
cAMP	cyclic adenosine 5'-monophosphate	サイクリックAMP
CCM	calcium-citric-acid-malic acid	クエン酸リンゴ酸カルシウム
CMC	carboxymethyl cellulose	カルボキシメチルセルロース
CoA	coenzyme A	補酵素A
CPP	casein phosphopeptide	カゼインホスフォペプチド
DHA	docosahexaenoic acid	ドコサヘキサエン酸
DMSO	dimethyl sulphoxide	ジメチルスルホキシド
DNA	deoxyribonucleic acid	デオキシリボ核酸
EC	epicatechin	エピカテキン
ECg	epicatechin gallate	エピカテキンガレート
EDTA	ethylenediaminetetraacetic acid	エチレンジアミン四酢酸
EGC	epigallocatechin	エピガロカテキン
EGCg	epigallocatechin gallate	エピガロカテキンガレート
EPA	eicosapentaenoic acid	エイコサペンタエン酸　=イコサペンタエン酸
FAD	flavin adenine dinucleotide	フラビンアデニンジヌクレオチド（酸化型）
FADH$_2$	flavin adenine dinucleotide	フラビンアデニンジヌクレオチド（還元型）
FMN	flavin mononucleotide	フラビンモノヌクレオチド
FoSHU	foods for special health use	特定保健用食品
FSDU	foods for special dietary use	特別用途食品
GABA	γ-aminobutyric acid	γ-アミノ酪酸
GC	gallocatechin	ガロカテキン
GTase	glucosyltransferase	グルコシル転移酵素
GTP	guanosine triphosphate	グアノシン三リン酸
γ-GTP	γ-glutamyl transpeptidase	γ-グルタミルトランスペプチダーゼ
HDL	high-density lipoprotein	高密度リポタンパク質
IF	intrinsic factor	内因子
IFN	interferon	インターフェロン
Ig	immunoglobulin	免疫グロブリン
IL	interleukin	インターロイキン
IPA	icosapentaenoic acid	イコサペンタエン酸　=エイコサペンタエン酸
LDL	low-density lipoprotein	低密度リポタンパク質
LPL	lipoprotein lipase	リポタンパク質リパーゼ
LT	leukotriene	ロイコトリエン
MHC	major histocompatibility complex	主要組織適合抗原複合体
NAD	nicotinamide adenine dinucleotide	ニコチンアミドアデニンジヌクレオチド
NADP	nicotinamide adenine dinucleotide phosphate	ニコチンアミドアデニンジヌクレオチドリン酸
PG	propyl gallate	没食子酸プロピル
PL	pyridoxal	ピリドキサール
PLP	pyridoxal 5'-phosphate	ピリドキサール 5'-リン酸
PN	pyridoxine, pyridoxamine	ピリドキシン, ピリドキサミン
RNA	ribonucleic acid	リボ核酸
SOD	superoxide dismutase	スーパーオキシドジスムターゼ
TCA cycle	tricarboxylic acid cycle	トリカルボン酸サイクル, クレブス(Krebs)サイクル, クエン酸サイクル
THF	tetrahydrofolic acid	テトラヒドロ葉酸
TMP	thiamin monophosphate	チアミン一リン酸
TNF	tumor necrosis factor	腫瘍壊死因子
TPP	thiamin pyrophosphate	チアミンピロリン酸
TX	thromboxane	トロンボキサン
UCP	uncoupling protein	脱共役タンパク質
VLDL	very low-density lipoprotein	超低密度リポタンパク質

〔編著者〕

青柳　康夫（第2章担当）
あお やぎ　やす お
女子栄養大学名誉教授

〔著　者〕（五十音順）

有田　政信（第3章担当）
あり た　まさ のぶ
元東京家政大学家政学部教授

太田　英明（第1・6章担当）
おお た　ひで あき
中村学園大学名誉教授

大野　信子（第4章担当）
おお の　のぶ こ
和洋女子大学名誉教授

薗田　勝（第5章担当）
その だ　まさる
共立女子大学名誉教授

辻　英明（第7・8章担当）
つじ　ひで あき
岡山県立大学名誉教授

N ブックス

改訂 食品機能学〔第4版〕

2003年（平成15年）　4月15日	初版発行～4刷	
2008年（平成20年）　3月25日	改訂版発行～2刷	
2009年（平成21年）12月10日	改訂第2版発行～7刷	
2016年（平成28年）　4月　1日	改訂第3版発行～5刷	
2021年（令和3年）　9月15日	改訂第4版発行	
2023年（令和5年）12月25日	改訂第4版第3刷発行	

編著者　青　柳　康　夫

発行者　筑　紫　和　男

発行所　株式会社　建　帛　社
　　　　　　　　　KENPAKUSHA

〒112-0011　東京都文京区千石4丁目2番15号
TEL（03）3944－2611
FAX（03）3946－4377
https://www.kenpakusha.co.jp/

ISBN 978-4-7679-0716-1　C 3047
ⓒ青柳康夫ほか．2003, 2008, 2021.
（定価はカバーに表示してあります。）

亜細亜印刷／愛千製本所
Printed in Japan